中医经典背诵手册

（供针灸推拿学专业用）

刘明军　张　欣　主编

中国中医药出版社

·北　京·

图书在版编目（CIP）数据

中医经典背诵手册/刘明军，张欣主编. --北京：
中国中医药出版社，2020. 3（2023.11重印）
ISBN 978-7-5132-5971-2

Ⅰ.①中…　Ⅱ.①刘…　②张…　Ⅲ.①中医典籍—中
医学院—教学参考资料　Ⅳ.①R2-5

中国版本图书馆 CIP 数据核字（2019）第 289218 号

中国中医药出版社出版
北京经济技术开发区科创十三街 31 号院二区 8 号楼
邮政编码　100176
传真　010-64405721
三河市同力彩印有限公司印刷
各地新华书店经销

开本 787×1092　1/64　印张 5.75　字数 132千字
2020 年 3 月第 1 版　2023 年 11 月第 3 次印刷
书号　ISBN 978-7-5132-5971-2

定价　29.00 元
网址　www. cptcm. com

服 务 热 线　010-64405510
购 书 热 线　010-89535836
维 权 打 假　010-64405753

微信服务号　**zgzyycbs**
微商城网址　**https://kdt. im/LIdUGr**
官 方 微 博　**http://e. weibo. com/cptcm**
天猫旗舰店网址　**https://zgzyycbs. tmall. com**

如有印装质量问题请与本社出版部联系（010-64405510）

编 写 说 明

随着国家大健康产业的不断发展和中医药在国家卫生健康体系中所占比重的不断增加，"中医热"正在不断升温，越来越多的人通过各种途径了解和学习中医药知识。背诵是学好中医药最基本的方法和途径，也是每一位中医药学子的基本功！古人学习中医药都是从背诵《中药四百味》《汤头歌》等开始的。本书立足于此，希望为针灸推拿学专业学生掌握好专业知识奠定坚实的基础。

本书共分为十四章：第一章"十二经脉循行"原文；第二章"十二经脉病候"原文；第三章十四经穴定位分寸

歌；第四章十四经脉特定穴歌诀；第五章"针灸推拿经典歌赋"精选，如《金针赋》《标幽赋》等；第六章针灸医籍选读，如《针灸甲乙经》《针灸大成》中的经典论述摘选；第七章精选了《濒湖脉学》中常见脉象的体状诗和主病诗；第八章精选了《黄帝内经》中的经典论述；第九章精选了《伤寒论》中的经典论述；第十章精选了《金匮要略》中的经典论述；第十一章精选了《温病学》中的经典论述；第十二章中药药性四百味歌诀；第十三章精选了针灸推拿适应证常用的"汤头歌诀"；第十四章医古文选读，如《扁鹊传》《华佗传》原文。

本书以教育部高等学校教学指导委员会 2018 年颁布的《普通高等学校本科专业类教学质量国家标准》为指导，参考全国高等中医药院校现行规划教材编写而成。本书在编写中选取针灸推拿学专业涉及的中医经典论著中的精华内容，或是摘取原文，或是引入歌诀，方便好记，内容全面，简洁明了，重点突出，贴近临床，系统科学，既可以作为本科、中高职学生学习手册，也可以供临床医师和教师教学参考备用。

　　本书若有疏漏或不足之处，希望师生和读者提出，以便再版时修订，使本手册更符合学习者的学习规律、认知规律，满足广大中医药学习者的需求。

　　　　　　　　《中医经典背诵手册》编委会
　　　　　　　　2019 年 10 月

目　录

第一章　十二经脉循行 …………………… 1

手太阴肺经 …………………………… 2

手阳明大肠经 ………………………… 3

足阳明胃经 …………………………… 4

足太阴脾经 …………………………… 5

手少阴心经 …………………………… 6

手太阳小肠经 ………………………… 7

足太阳膀胱经 ………………………… 8

足少阴肾经 …………………………… 9

手厥阴心包经 ………………………… 10

手少阳三焦经 ………………………… 11

足少阳胆经 …………………………… 12

足厥阴肝经 …………………………… 13

第二章　十二经脉病候 …………… 15

手太阴肺经 ………………………… 16

手阳明大肠经 ……………………… 16

足阳明胃经 ………………………… 16

足太阴脾经 ………………………… 17

手少阴心经 ………………………… 18

手太阳小肠经 ……………………… 18

足太阳膀胱经 ……………………… 18

足少阴肾经 ………………………… 19

手厥阴心包经 ……………………… 19

手少阳三焦经 ……………………… 19

足少阳胆经 ………………………… 20

足厥阴肝经 ………………………… 20

第三章　十四经穴定位分寸歌 …… 21

手太阴肺经经穴歌 ………………… 22

手阳明大肠经经穴歌 ……………… 22

足阳明胃经经穴歌 ………………… 22

足太阴脾经经穴歌 ………………… 23

手少阴心经经穴歌 ………………… 23

手太阳小肠经经穴歌 …………………… 23

足太阳膀胱经经穴歌 …………………… 24

足少阴肾经经穴歌 ……………………… 25

手厥阴心包经经穴歌 …………………… 25

手少阳三焦经经穴歌 …………………… 25

足少阳胆经经穴歌 ……………………… 26

足厥阴肝经经穴歌 ……………………… 26

督脉经穴歌 ……………………………… 27

任脉经穴歌 ……………………………… 27

第四章　十四经脉特定穴歌诀 ………… 29

井荥输原经合歌 ………………………… 30

八会穴歌 ………………………………… 30

八脉交会八穴歌 ………………………… 31

十五络穴歌 ……………………………… 31

背俞穴歌 ………………………………… 32

下合穴歌 ………………………………… 32

十二募穴歌 ……………………………… 32

十六郄穴歌 ……………………………… 33

四总穴歌 ………………………………… 33

第五章　针灸推拿经典歌赋 ……… 35

　　金针赋 ……………………… 36

　　百症赋 ……………………… 42

　　标幽赋 ……………………… 46

　　推拿三字经 ………………… 51

第六章　针灸医籍选读 ……… 57

　　《灵枢》选读 ………………… 58

　　《素问》选读 ………………… 84

　　《针灸甲乙经》选读 ………… 99

　　《千金要方》选读 ………… 101

　　《铜人腧穴针灸图经》选读 … 102

　　《针灸问对》选读 ………… 104

　　《针灸大成》选读 ………… 115

　　《肘后备急方》选读 ……… 120

第七章　《濒湖脉学》选读 … 125

　　浮脉 ………………………… 126

　　沉脉 ………………………… 126

　　迟脉 ………………………… 127

　　数脉 ………………………… 128

滑脉……………………………… 129

涩脉……………………………… 129

虚脉……………………………… 130

实脉……………………………… 131

长脉……………………………… 131

短脉……………………………… 132

洪脉……………………………… 132

微脉……………………………… 133

紧脉……………………………… 134

缓脉……………………………… 134

芤脉……………………………… 135

弦脉……………………………… 136

革脉……………………………… 136

牢脉……………………………… 137

濡脉……………………………… 137

弱脉……………………………… 138

散脉……………………………… 139

细脉……………………………… 139

伏脉……………………………… 140

动脉·····················141

促脉·····················141

结脉·····················142

代脉·····················142

经脉与脉气···············143

部位、诊法···············143

五脏平脉·················144

辨脉提纲·················145

诸脉形态·················145

诸脉主病·················146

杂病脉象·················148

妇儿脉法·················151

奇经八脉诊法·············151

真脏绝脉·················152

第八章 《黄帝内经》选读 ·······153

上古天真论···············154

四气调神大论·············156

生气通天论···············156

金匮真言论···············157

阴阳应象大论…………………… 158

阴阳离合论……………………… 160

灵兰秘典论……………………… 160

六节藏象论……………………… 161

五脏生成………………………… 161

五脏别论………………………… 162

汤液醪醴论……………………… 163

脉要精微论……………………… 163

平人气象论……………………… 165

玉机真脏论……………………… 165

经脉别论………………………… 166

宣明五气………………………… 167

血气形志………………………… 167

通评虚实论……………………… 168

太阴阳明论……………………… 168

热论……………………………… 169

刺热……………………………… 169

评热病论………………………… 170

逆调论…………………………… 170

咳论 …………………………… 171

举痛论 ………………………… 172

风论 …………………………… 172

痹论 …………………………… 173

痿论 …………………………… 174

病能论 ………………………… 175

大奇论 ………………………… 176

刺禁论 ………………………… 176

水热穴论 ……………………… 176

调经论 ………………………… 177

标本病传论 …………………… 177

天元纪大论 …………………… 178

五运行大论 …………………… 178

六微旨大论 …………………… 179

气交变大论 …………………… 180

五常政大论 …………………… 181

至真要大论 …………………… 181

九针十二原 …………………… 183

本输 …………………………… 183

本神…………………………… 184

终始…………………………… 185

脉度…………………………… 186

营卫生会……………………… 186

决气…………………………… 187

五癃津液别…………………… 187

逆顺肥瘦……………………… 188

阴阳系日月…………………… 188

顺气一日分为四时…………… 189

本脏…………………………… 190

天年…………………………… 190

水胀…………………………… 191

阴阳二十五人………………… 192

百病始生……………………… 193

邪客…………………………… 194

大惑论………………………… 195

第九章　《伤寒论》选读……… 197

第十章　《金匮要略》选读…… 217

脏腑经络先后病脉证第一…… 218

痉湿暍病脉证治第二……………… 219

百合狐惑阴阳毒病脉证治第三……… 220

中风历节病脉证并治第五…………… 220

血痹虚劳病脉证并治第六………… 221

肺痿肺痈咳嗽上气病脉证治第七… 222

奔豚气病脉证治第八……………… 222

胸痹心痛短气病脉证治第九……… 222

腹满寒疝宿食病脉证治第十……… 223

五脏风寒积聚病脉证并治第十一… 224

痰饮咳嗽病脉证并治第十二……… 224

消渴小便不利淋病脉证并治

第十三……………………… 225

水气病脉证并治第十四…………… 226

黄疸病脉证并治第十五…………… 227

惊悸吐衄下血胸满瘀血病脉证治

第十六……………………… 227

呕吐哕下利病脉证治第十七……… 227

妇人妊娠病脉证并治第二十……… 228

妇人产后病脉证治第二十一……… 229

妇人杂病脉证并治第二十二…………… 229

第十一章　《温病学》选读　………… 231

温热论………………………………… 232

湿热病篇……………………………… 237

温病条辨……………………………… 238

第十二章　药性歌诀四百味………… 247

第十三章　汤头歌诀………………… 269

解表剂………………………………… 270

泻下剂………………………………… 273

和解剂………………………………… 276

清热剂………………………………… 277

祛暑剂………………………………… 281

温里剂………………………………… 282

表里双解剂…………………………… 284

补益剂………………………………… 285

固涩剂………………………………… 290

安神剂………………………………… 292

开窍剂………………………………… 294

理气剂………………………………… 296

理血剂·······299

治风剂·······302

治燥剂·······304

祛湿剂·······306

祛痰剂·······310

消食剂·······313

驱虫剂·······314

涌吐剂·······314

治痈疡剂·······315

第十四章　医古文选读·······319

扁鹊传·······320

华佗传·······325

《汉书·艺文志》序及方技略 ·····327

《伤寒论》序·······328

《黄帝内经素问》序 ·····331

《类经》序·······334

大医精诚·······336

大医习业·······343

主要参考书目·······346

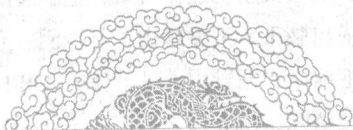

第一章 十二经脉循行

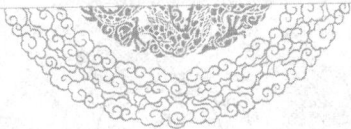

手太阴肺经

《灵枢·经脉》：肺手太阴之脉，起于中焦，下络大肠，还循胃口，上膈属肺，从肺系横出腋下，下循臑内，行少阴、心主之前，下肘中，循臂内上骨下廉，入寸口，上鱼，循鱼际，出大指之端。

其支者，从腕后，直出次指内廉，出其端。

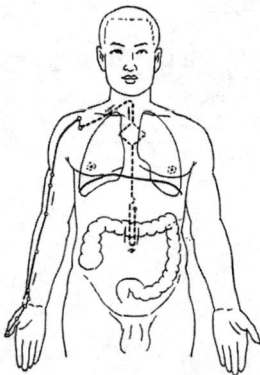

手阳明大肠经

《灵枢·经脉》：大肠手阳明之脉，起于大指次指之端，循指上廉，出合谷两骨之间，上入两筋之中，循臂上廉，入肘外廉，上臑外前廉，上肩，出髃骨之前廉，上出于柱骨之会上，下入缺盆，络肺，下膈，属大肠。

其支者，从缺盆上颈，贯颊，入下齿中；还出夹口，交人中——左之右、右之左，上夹鼻孔。

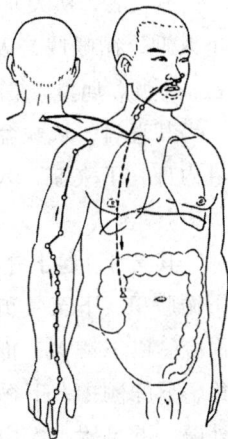

足阳明胃经

《灵枢·经脉》：胃足阳明之脉，起于鼻，交頞中，旁约太阳之脉，下循鼻外，入上齿中，还出夹口，环唇，下交承浆，却循颐后下廉，出大迎，循颊车，上耳前，过客主人，循发际，至额颅。

其支者，从大迎前，下人迎，循喉咙，入缺盆，下膈，属胃，络脾。

其直者，从缺盆下乳内廉，下夹脐，入气街中。

其支者，起于胃口，下循腹里，下至气街中而合。以下髀关，抵伏兔，下膝髌中，下循胫外廉，下足跗，入中指

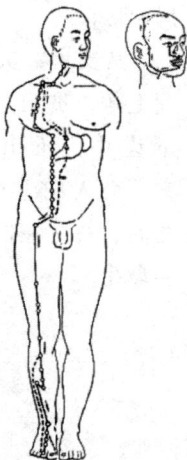

4

内间。

其支者，下膝三寸而别，下入中指外间。

其支者，别跗上，入大指间，出其端。

足太阴脾经

《灵枢·经脉》：脾足太阴之脉，起于大指之端，循指内侧白肉际，过核骨后，上内踝前廉，上腨内，循胫骨后，交出厥阴之前，上膝股内前廉，入腹，属脾，络胃，上膈，夹咽，连舌本，散舌下。其支者，复从胃，别上膈，注心中。

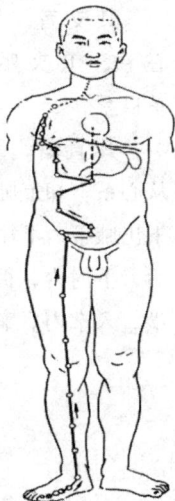

手少阴心经

《灵枢·经脉》：心手少阴之脉，起于心中，出属心系，下膈，络小肠。

其支者，从心系，上夹咽，系目系。

其直者，复从心系，却上肺，下出腋下，下循臑内后廉，行太阴、心主之后，下肘内，循臂内后廉，抵掌后锐骨之端，入掌内后廉，循小指之内，出其端。

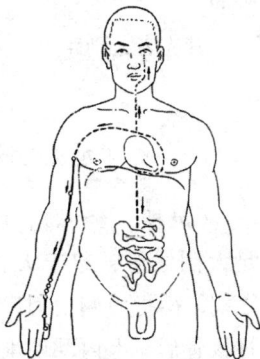

手太阳小肠经

《灵枢·经脉》：小肠手太阳之脉，起于小指之端，循手外侧上腕，出踝中，直上循臂骨下廉，出肘内侧两骨之间，上循臑外后廉，出肩解，绕肩胛，交肩上，入缺盆，络心，循咽下膈，抵胃，属小肠。

其支者，从缺盆循颈，上颊，至目锐眦，却入耳中。

其支者，别颊上䪼，抵鼻，至目内眦（斜络于颧）。

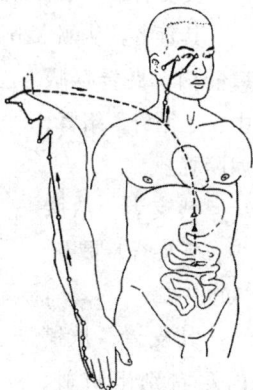

足太阳膀胱经

《灵枢·经脉》：膀胱足太阳之脉，起于目内眦，上额，交颠。

其支者，从颠至耳上角。

其直者，从颠入络脑，还出别下项，循肩髆内，夹脊抵腰中，入循膂，络肾，属膀胱。

其支者，从腰中，下夹脊，贯臀，入腘中。

其支者，从髆内左右别下贯胛，夹脊内，过髀枢，循髀外后廉下合腘中——以下贯腨内，出外踝之后，循京骨至小指外侧。

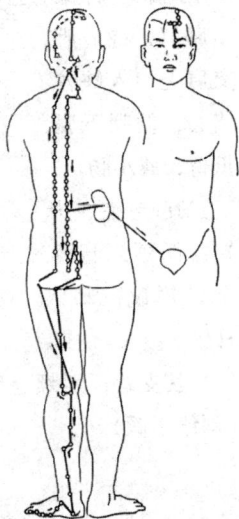

足少阴肾经

《灵枢·经脉》：肾
足少阴之脉，起于小指
之下，邪走足心，出于
然谷之下，循内踝之后，
别入跟中，以上腨内，
出腘内廉，上股内后廉，
贯脊属肾，络膀胱。

其直者，从肾上贯
肝、膈，入肺中，循喉
咙，夹舌本。

其支者，从肺出，
络心，注胸中。

手厥阴心包经

《灵枢·经脉》：心主手厥阴心包络之脉，起于胸中，出属心包络，下膈，历络三焦。

其支者，循胸出胁，下腋三寸，上抵腋下，循臑内，行太阴、少阴之间，入肘中，下臂，行两筋之间，入掌中，循中指，出其端。

其支者，别掌中，循小指次指出其端。

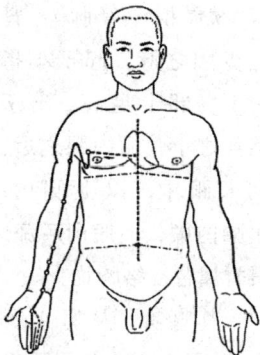

手少阳三焦经

《灵枢·经
脉》：三焦手少阳
之脉，起于小指
次指之端，上出
两指之间，循手
表腕，出臂外两
骨之间，上贯肘，
循臑外上肩，而
交出足少阳之后，
入缺盆，布膻中，
散络心包，下膈，遍属三焦。

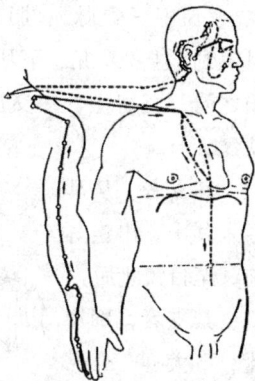

其支者，从膻中，上出缺盆，上项，系
耳后，直上出耳上角，以屈下颊至𩩲。

其支者，从耳后入耳中，出走耳前，过
客主人，前交颊，至目锐眦。

11

足少阳胆经

《灵枢·经脉》：胆足少阳之脉，起于目锐眦，上抵头角，下耳后，循颈，行手少阳之前，至肩上，却交出手少阳之后，入缺盆。

其支者，从耳后入耳中，出走耳前，至目锐眦后。

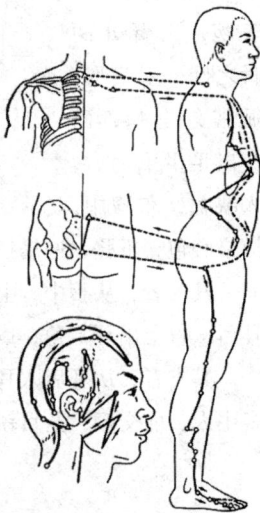

其支者，别锐眦，下大迎，合于手少阳，抵于䪼，下加颊车，下颈，合缺盆，以下胸中，贯膈，络肝，属胆，循胁里，出气街，绕毛际，横入髀厌中。

其直者，从缺

盆下腋，循胸，过季胁，下合髀厌中。以下循髀阳，出膝外廉，下外辅骨之前，直下抵绝骨之端，下出外踝之前，循足跗上，入小指次指之间。

其支者，别跗上，入大指之间，循大指歧骨内，出其端，还贯爪甲，出三毛。

足厥阴肝经

《灵枢·经脉》：肝足厥阴之脉，起于大指丛毛之际，上循足跗上廉，去内踝一寸，上踝八寸，交出太阴之后，上腘内廉，循股阴，入毛中，环阴器，抵小腹，夹胃，属肝，络胆，上贯膈，布胁肋，循喉咙之后，上入颃颡，连目系，上出于额部，与督脉会于巅。

其支者，从目系下颊里，环唇内。

其支者，复从肝别贯膈，上注肺。

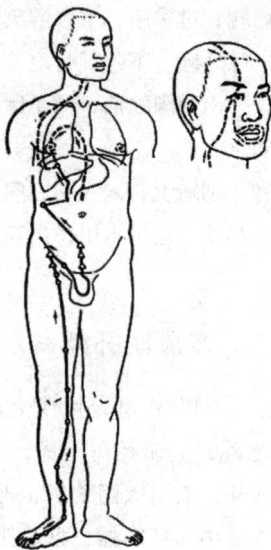

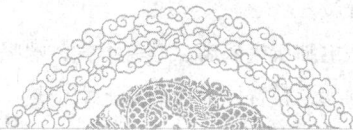

第二章　十二经脉病候

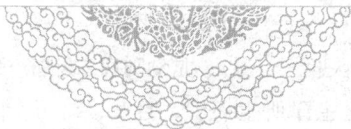

手太阴肺经

《灵枢·经脉》：是动则病，肺胀满，膨膨而喘咳，缺盆中痛，甚则交两手而瞀，此为臂厥。

是主肺所生病者，咳，上气，喘喝，烦心，胸满，臑臂内前廉痛厥，掌中热。

气盛有余，则肩背痛，风寒汗出中风，小便数而欠；气虚，则肩背痛、寒，少气不足以息，溺色变。

手阳明大肠经

《灵枢·经脉》：是动则病，齿痛，颈肿。

是主津所生病者，目黄，口干，鼽衄，喉痹，肩前臑痛，大指次指痛不用。

气有余，则当脉所过者热肿；虚，则寒栗不复。

足阳明胃经

《灵枢·经脉》：是动则病，洒洒振寒，善伸，数欠，颜黑，病至则恶人与火，闻木声则惕然而惊，心欲动，独闭户塞牖而处；甚则欲上高而歌，弃衣而走；贲响腹胀，是为骭厥。

是主血所生病者，狂，疟，温淫，汗出，鼽衄，口喎，唇胗，颈肿，喉痹，大腹水肿，膝膑肿痛；循膺、乳、气街、股、伏兔、骭外廉、足跗上皆痛，中指不用。

气盛，则身以前皆热，其有余于胃，则消谷善饥，溺色黄；气不足，则身以前皆寒粟，胃中寒，则胀满。

足太阴脾经

《灵枢·经脉》：是动则病，舌本强，食则呕，胃脘痛，腹胀善噫，得后与气，则快然如衰，身体皆重。

是主脾所生病者，舌本痛，体重不能动摇，食不下，烦心，心下急痛，溏瘕泄，水闭，黄疸，不能卧，强欠股膝内肿、厥，足大指不用。

脾之大络……实则身尽痛，虚则百节皆纵。

手少阴心经

《灵枢·经脉》：是动则病，嗌干，心痛，渴而欲饮，是为臂厥。

是主心所生病者，目黄、胁痛，臑臂内后廉痛、厥，掌中热。

手太阳小肠经

《灵枢·经脉》：是动则病，嗌痛，颔肿，不可以顾，肩似拔，臑似折。

是主液所生病者，耳聋，目黄，颊肿，颈、颔、肩、臑、肘臂外后廉痛。

足太阳膀胱经

《灵枢·经脉》：是动则病，冲头痛，目似脱，项如拔，脊痛，腰似折，髀不可以曲，腘如结，腨如裂，是为踝厥。

是主筋所生病者，痔，疟，狂，癫疾，头囟项痛，目黄，泪出，鼽衄，项、背、腰、尻、腘、腨、脚皆痛，小指不用。

足少阴肾经

《灵枢·经脉》：是动则病，饥不欲食，面如漆柴，咳唾则有血，喝喝而喘，坐而欲起，目𥉉𥉉如无所见，心如悬若饥状，气不足则善恐，心惕惕如人将捕之，是为骨厥。

是主肾所生病者，口热，舌干，咽肿，上气，嗌干及痛，烦心，心痛，黄疸，肠澼，脊、骨内后廉痛，痿、厥，嗜卧，足下热而痛。

手厥阴心包经

《灵枢·经脉》：是动则病，手心热，臂、肘挛急，腋肿；甚则胸胁支满，心中澹澹大动，面赤，目黄，喜笑不休。

是主脉所生病者，烦心，心痛，掌中热。

手少阳三焦经

《灵枢·经脉》：是动则病，耳聋，浑

浑焞焞，嗌肿，喉痹。

是主气所生病者，汗出，目锐眦痛，颊肿、耳后、肩、臑、肘、臂外皆痛，小指次指不用。

足少阳胆经

《灵枢·经脉》：是动则病，口苦，善太息，心胁痛，不能转侧，甚则面微有尘，体无膏泽，足外反热，是为阳厥。

是主骨所生病者，头痛，颔痛，目锐眦痛，缺盆中肿痛，腋下肿，马刀侠瘿，汗出振寒，疟，胸胁、肋、髀、膝外至胫、绝骨、外踝前及诸节皆痛，小指次指不用。

足厥阴肝经

《灵枢·经脉》：是动则病，腰痛不可以俯仰，丈夫㿉疝，妇人少腹肿，甚则嗌干，面尘脱色。

是主肝所生病者，胸满，呕逆，飧泄，狐疝，遗溺，闭癃。

第三章 十四经穴定位分寸歌

手太阴肺经经穴歌(左右各 11 穴)

手太阴肺十一穴，中府云门天府诀，
侠白尺泽孔最存，列缺经渠太渊涉，
鱼际少商如韭叶。

手阳明大肠经经穴歌(左右各 20 穴)

手阳明穴起商阳，二间三间合谷藏，
阳溪偏历温溜长，下廉上廉手三里，
曲池肘髎五里近，臂臑肩髃巨骨当，
天鼎扶突禾髎接，鼻旁五分号迎香。

足阳明胃经经穴歌(左右各 45 穴)

四十五穴足阳明，头维下关颊车停，
承泣四白巨髎经，地仓大迎对人迎，
水突气舍连缺盆，气户库房屋翳屯，
膺窗乳中延乳根，不容承满及梁门，
关门太乙滑肉门，天枢外陵大巨存，
水道归来气冲次，髀关伏兔走阴市，

梁丘犊鼻足三里，上巨虚连条口位，
下巨虚跳上丰隆，解溪冲阳陷谷中，
内庭厉兑经穴终。

足太阴脾经经穴歌（左右各21穴）

二十一穴脾中州，隐白在足大指头，
大都太白公孙盛，商丘三阴交可求，
漏谷地机阴陵穴，血海箕门冲门开，
府舍腹结大横排，腹哀食窦连天溪，
胸乡周荣大包随。

手少阴心经经穴歌（左右各9穴）

九穴午时手少阴，极泉青灵少海深，
灵道通里阴郄邃，神门少府少冲寻。

手太阳小肠经经穴歌（左右各19穴）

手太阳穴一十九，少泽前谷后溪薮，
腕骨阳谷养老绳，支正小海外辅肘，
肩贞臑俞接天宗，髎外秉风曲垣首，

肩外俞连肩中俞，天窗乃与天容偶，
锐骨之端上颧髎，听宫耳前珠上走。

足太阳膀胱经经穴歌（左右各 67 穴）

足太阳穴六十七，睛明目内红肉藏，
攒竹眉冲与曲差，五处寸半上承光，
通天络却玉枕昂，天柱后际大筋旁，
大杼夹脊第一行，风门肺俞厥阴四，
心俞督俞膈俞强，肝胆脾胃具挨次，
三焦肾气海大肠，关元小肠到膀胱，
中膂白环仔细量，上髎次髎中复下，
一空二空腰踝当，会阳阴尾骨外取，
附分夹脊第二行，魄户膏肓神堂走，
譩譆膈关魂门九，阳纲意舍仍胃仓，
肓门志室胞肓续，二十一椎秩边场，
承扶臀横纹中央，殷门浮郄到委阳，
委中合阳承筋是，承山飞扬踝跗阳，
昆仑仆参连申脉，金门京骨束骨忙，
通谷至阴小指旁。

足少阴肾经经穴歌（左右各27穴）

足少阴穴二十七，涌泉然谷太溪溢，
大钟水泉通照海，复溜交信筑宾实，
阴谷膝内辅骨后，以上从足走至膝，
横骨大赫连气穴，四满中注肓俞集，
商曲石关阴都密，通谷幽门寸半辟，
折量腹上分十一，步廊神封膺灵墟，
神藏彧中俞府毕。

手厥阴心包经经穴歌（左右各9穴）

九穴心包手厥阴，天池天泉曲泽深，
郄门间使内关对，大陵劳宫中冲侵。

手少阳三焦经经穴歌（左右各23穴）

二十三穴手少阳，关冲液门中渚旁，
阳池外关支沟正，会宗三阳四渎长，
天井清冷渊消泺，臑会肩髎天髎堂，
天牖翳风瘛脉青，颅息角孙丝竹张，

和髎耳门常有听。

足少阳胆经经穴歌（左右各44穴）

少阳足经瞳子髎，四十四穴行迢迢，
听会上关颔厌集，悬颅悬厘曲鬓翘，
率谷天冲浮白次，窍阴完骨本神邀，
阳白临泣目窗辟，正营承灵脑空摇，
风池肩井渊腋部，辄筋日月京门标，
带脉五枢维道续，居髎环跳风市招，
中渎阳关阳陵穴，阳交外丘光明宵，
阳辅悬钟丘墟外，足临泣地五侠溪，
第四指端窍阴毕。

足厥阴肝经经穴歌（左右各14穴）

一十四穴足厥阴，大敦行间太冲侵，
中封蠡沟中都近，膝关曲泉阴包临，
五里阴廉急脉穴，章门常对期门深。

督脉经穴歌(左右各28穴)

督脉廿八行于脊，长强腰俞阳关密，
命门悬枢接脊中，中枢筋缩至阳逸，
灵台神道身柱长，陶道大椎平肩列，
哑门风府上脑户，强间后顶百会率，
前顶囟会下上星，神庭素髎水沟系，
兑端开口唇中央，龈交唇内齿缝间。

任脉经穴歌(左右各24穴)

任脉廿四起会阴，曲骨中极关元针，
石门气海阴交生，神阙一寸上水分，
下脘建里中上脘，巨阙鸠尾步中庭，
膻中玉堂连紫宫，华盖璇玑天突逢，
廉泉承浆任脉终。

第四章 十四经脉特定穴歌诀

井荥输原经合歌

少商鱼际与太渊，经渠尺泽肺相连，
商阳二三间合谷，阳溪曲池大肠牵。
隐白大都太白脾，商丘阴陵泉要知，
厉兑内庭陷谷胃，冲阳解溪三里随。
少冲少府属于心，神门灵道少海寻，
少泽前谷后溪腕，阳谷小海小肠经。
涌泉然谷与太溪，复溜阴谷肾所宜，
至阴通谷束京骨，昆仑委中膀胱属。
中冲劳宫心包络，大陵间使曲泽全，
关冲液门中渚焦，阳池支沟天井要。
大敦行间太冲看，中封曲泉属于肝，
窍阴侠溪临泣胆，丘墟阳辅阳陵泉。

八会穴歌

脏会章门腑中脘，气血膻中膈俞当，
骨会大杼髓绝骨，筋脉阳陵太渊商。

八脉交会八穴歌

公孙冲脉胃心胸，内关阴维下总同，
临泣胆经连带脉，阳维目锐外关逢，
后溪督脉内眦颈，申脉阳跷络亦通，
列缺任脉行肺系，阴跷照海膈喉咙。

十五络穴歌

人身络穴一十五，我今逐一从头举，
手太阴络为列缺，手少阴络即通里，
手厥阴络为内关，手太阳络支正是，
手阳明络偏历当，手少阳络是外关，
足太阳络号飞扬，足阳明络丰隆上，
足少阳络为光明，足太阴络公孙寄，
足少阴络名大钟，足厥阴络蠡沟乡，
阳督之络号长强，阴任之络号尾翳，
脾之大络为大包，十五络脉君须记。

背俞穴歌

三椎肺俞厥阴四，心五肝九十胆俞，
十一脾俞十二胃，十三三焦椎旁居，
肾俞却与命门平，十四椎外穴是真，
大肠十六小十八，膀胱俞与十九平。

下合穴歌

胃经下合三里乡，上下巨虚大小肠，
膀胱当合委中穴，三焦下合属委阳，
胆经之合阳陵泉，腑病用之效必彰。

十二募穴歌

天枢大肠中府肺，关元小肠巨阙心，
中极膀胱京门肾，胆经日月肝期门，
脾募章门胃中脘，气化三焦石门寻，
心包募穴何处取，胸前膻中窥浅深。

十六郄穴歌

郄义即孔隙，本属气血集，
肺向孔最取，大肠温溜别，
胃经是梁丘，脾属地机穴，
心则取阴郄，小肠养老列，
膀胱金门守，肾向水泉施，
心包郄门刺，三焦会宗持，
胆郄在外丘，肝经中都是，
阳跷跗阳走，阴跷交信期，
阳维阳交穴，阴维筑宾知。

四总穴歌

肚腹三里留，腰背委中求，
头项寻列缺，面口合谷收。

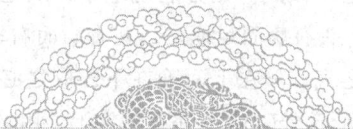

第五章 针灸推拿经典歌赋

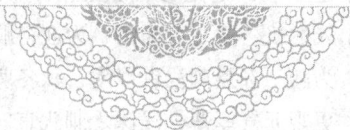

金 针 赋

观夫针道，捷法最奇。须要明于补泻，方可起于倾危。先分病之上下，次定穴之高低。头有病而足取之，左有病而右取之。男子之气，早在上而晚在下，取之必明其理；女子之气，早在下而晚在上，用之必识其时。午前为早属阳，午后为晚属阴，男女上下，凭腰分之。手足三阳，手走头而头走足；手足三阴，足走腹而胸走手，阴升阳降，出入之机。逆之者为泻、为迎，顺之者为补、为随。春夏刺浅者以瘦，秋冬刺深者以肥。更观元气厚薄，浅深之刺犹宜。

原夫补泻之法，妙在呼吸手指。男子者，大指进前左转呼之为补，退后右转吸之为泻，提针为热，插针为寒。女子者，大指退后右转吸之为补，进前左转呼之为泻，插针为热，提针为寒。左与右各异，胸与背不同，午前者如此，午后者反之。是故爪而

切之，下针之法；摇而退之，出针之法；动
而进之，催针之法；循而摄之，行气之法。
搓而去病，弹则补虚，肚腹盘旋，扪为穴
闭。重沉豆许曰按，轻浮豆许曰提。一十四
法，针要所备。补者一退三飞，真气自归；
泻者一飞三退，邪气自避。补则补其不足，
泻则泻其有余。有余者为肿为痛曰实，不
足者为痒为麻曰虚。气速效速，气迟效迟。
死生贵贱，针下皆知，贱者硬而贵者脆，生
者涩而死者虚，候之不至，必死无疑。

且夫下针之先，须爪按重而切之，次
令咳嗽一声，随咳下针。凡补者呼气，初针
刺至皮内，乃曰天才；少停进针，刺入肉
内，是曰人才；又停进针，刺至筋骨之间，
名曰地才，此为极处，就当补之，再停良
久，却须退针至人之分，待气沉紧，倒针朝
病，进退往来，飞经走气，尽在其中矣。凡
泻者吸气，初针至天，少停进针，直至于
地，得气泻之，再停良久，即须退针，复至

于人，待气沉紧，倒针朝病，法同前矣。其或晕针者，神气虚也，以针补之，以袖掩之，口鼻气回，热汤与之，略停少顷，依前再施。

及夫调气之法，下针至地之后，复人之分，欲气上行，将针右捻；欲气下行，将针左捻；欲补先呼后吸，欲泻先吸后呼。气不至者，以手循摄，以爪切掐，以针摇动，进捻搓弹，直待气至。以龙虎升腾之法，按之在前，使气在后，按之在后，使气在前。运气走至疼痛之所，以纳气之法，扶针直插，复向下纳，使气不回。若关节阻涩，气不过者，以龙虎龟凤通经接气，大段之法，驱而运之，仍以循摄爪切，无不应矣，此通仙之妙。

况夫出针之法，病势既退，针气微松，病未退者，针气始根，推之不动，转之不移，此为邪气吸拔其针，乃真气未至，不可出之；出之者其病即复，再须补泻，停以待之，直候微松，方可出针豆许，摇而停之。补者吸之去疾，其穴急扪；泻者呼之去徐，其穴不闭。欲令腠密，然后吸气，故曰：下针贵迟，太急伤血；出针贵缓，太急伤气。已上总要，于斯尽矣。

考夫治病，其法有八：一曰烧山火，治顽麻冷痹，先浅后深，凡九阳而三进三退，慢提紧按，热至，紧闭插针，除寒之有准。二曰透天凉，治肌热骨蒸，先深后浅，用六阴而三出三入，紧提慢按，寒至，徐徐举针，退热之可凭。皆细细搓之，去病准绳。三曰阳中隐阴，先寒后热，浅而深，以九六之法，则先补后泻也。四曰阴中隐阳，先热后寒，深而浅，以六九之方，则先泻后补也。补者直须热至，泻者务待寒侵，犹如搓线，慢慢转针，法浅则用浅，法深则用深，二者不可兼而紊之也。五曰子午捣臼，水蛊膈气，落穴之后，调气均匀，针行上下，九入六出，左右转之，十遭自平。六曰进气之诀，腰背肘膝痛，浑身走注疼，刺九分，行九补，卧针五七吸，待气上下，亦可龙虎交战，左捻九而右捻六，是亦住痛之针。七曰留气之诀，痃癖癥瘕，刺七分，用纯阳，然后乃直插针，气来深刺，提针再停。八曰抽添之诀，瘫痪疬癫，取其要穴，使九阳得气，提按搜寻，大要运气周遍，扶针直插，复向下纳，回阳倒阴，指下玄微，胸中活法，一有未应，反复再施。

若夫过关过节催运气，以飞经走气，其法有四：一曰青龙摆尾，如扶船舵，不进不退，一左一右，慢慢拨动。二曰白虎摇头，似手摇铃，退方进圆，兼之左右，摇而振之。三曰苍龟探穴，如入土之象，一退三进，钻剔四方。四曰赤凤迎源，展翅之仪，入针至地，提针至天，候针自摇，复进其原，上下左右，四围飞旋，病在上吸而退之，病在下呼而进之。

至夫久患偏枯，通经接气之法，已有

定息寸数。手足三阳，上九而下十四，过经四寸；手足三阴，上七而下十二，过经五寸，在乎摇动出纳，呼吸同法，驱运气血，顷刻周流，上下通接，可使寒者暖而热者凉，痛者止而胀者消。若开渠之决水，立时见功，何倾危之不起哉？虽然病有三因，皆从气血，针分八法，不离阴阳。盖经脉昼夜之循环，呼吸往来之不息，和则身体康健，否则疾病竞生。譬如天下国家地方，山海田园，江河溪谷，值岁时风雨均调，则水道疏利，民安物阜。其或一方一所，风雨不均，遭以旱涝，使水道涌竭不通，灾忧遂至。人之气血，受病三因，亦犹方所之于旱涝也。盖针砭所以通经脉，均气血，蠲邪扶正，故曰捷法最奇者哉。

嗟夫！轩岐古远，卢扁久亡。此道幽深，非一言而可尽，斯文细密，在久习而能通。岂世上之常辞，庸流之泛术。得之者若科之及第，而悦于心；用之者如射之发中，而应于目。述自先圣，传之后学，用针之士，有志于斯，果能洞造玄微而尽其精妙，则世之伏枕之疴，有缘者遇针，其病皆随手而愈矣。

百 症 赋

百症腧穴，再三用心。囟会连于玉枕，头风疗以金针。悬颅、颔厌之中，偏头痛止，强间、丰隆之际，头痛难禁。

原夫面肿虚浮，须仗水沟、前顶；耳聋气闭，全凭听会、翳风。面上虫行有验，迎香可取；耳中蝉噪有声，听会堪攻。

目眩兮，支正、飞扬；目黄兮，阳纲、胆俞。攀睛攻少泽、肝俞之所，泪出刺临泣、头维之处。目中漠漠，即寻攒竹、三间；目觉眄眄，急取养老、天柱。观其雀目肝气，睛明、行间而细推，审他项强伤寒，温溜、期门而主之。廉泉、中冲，舌下肿疼堪取；天府、合谷，鼻中衄血宜追。耳门、丝竹空，住牙疼于顷刻；颊车、地仓穴，正口㖞于片时。喉痛兮，液门、鱼际去疗，转筋兮，金门、丘墟来医。阳谷、侠溪，颔肿口噤并治；少商、曲泽，血虚口渴同施。通天去鼻内无闻之苦，复溜祛舌干口燥之悲。哑门、关冲，舌缓不语而要紧；天鼎、间使，失音嗫嚅而休迟；太冲泻唇㖞以速愈，承浆泻牙疼而即移。项强多恶风，束骨相连于天柱；热病汗不出，大都更接于经渠。

且如两臂顽麻，少海就傍于三里；半身不遂，阳陵远达于曲池。建里、内关，扫尽胸中之苦闷；听宫、脾俞，祛残心下之悲凄。

久知协肋疼痛，气户、华盖有灵；腹内肠鸣，下脘、陷谷能平。胸协支满何疗，章门不容细寻。膈疼饮蓄难禁，膻中、巨阙便针。胸满更加噎塞，中府、意舍所行；胸膈停留瘀血，肾俞、巨髎宜征。胸满项强，神

43

藏、璇玑已试；背连腰痛，白环、委中曾经。脊强兮，水道、筋缩；目眩兮，颧髎、大迎。痉病非颅息而不愈，脐风须然谷而易醒。委阳、天池，腋肿针而速散；后溪、环跳，腿疼刺而即轻。梦魇不宁，厉兑相谐于隐白；发狂奔走，上脘同起于神门。惊悸怔忡，取阳交、解溪勿误；反张悲哭，仗天冲、大横须精。癫疾必身柱、本神之令，发热仗少冲、曲池之津。岁热时行，陶道复求肺俞埋；风痫常发，神道须还心俞宁。湿寒湿热下髎定，厥寒厥热涌泉清。寒栗恶寒，二间疏通阴郄暗；烦心呕吐，幽门开彻玉堂明。行间、涌泉，主消渴之肾竭；阴陵、水分，去水肿之脐盈。痨瘵传尸，趋魄户、膏肓之路；中邪霍乱，寻阴谷、三里之程。治疸消黄，谐后溪、劳宫而看，倦言嗜卧，往通里、大钟而明。咳嗽连声，肺俞须迎天突穴；小便赤涩，兑端独泻太阳经。刺长强与承山，善主肠风新下血；针三阴于气海，专司白浊久遗精。

　　且如肓俞、横骨，泻五淋之久积；阴郄、后溪，治盗汗之多出。脾虚谷以不消，脾俞、膀胱俞觅；胃冷食而难化，魂门、胃俞堪责。鼻痔必取龈交，瘰气须求浮白。大敦、照海，患寒疝而善蠲；五里、臂臑，生疬疮而能治；至阴、屋翳，疗痒疾之疼多；肩隅、阳溪，消隐风之热极。

　　抑又论妇人经事改常，自有地机、血海；女子少气漏血，不无交信、合阳。带下产崩，冲门、气冲宜审；月潮违限，天枢、水泉细详。肩井乳痈而极效，商丘痔瘤而最良。脱肛趋百会、尾翳之所，无子搜阴交、石关之乡。中脘主乎积痢，外丘收乎大肠。寒疟兮商阳、太溪验，痃癖兮冲门、血海强。

　　夫医乃人之司命，非志士而莫为；针乃理之渊微，须至人之指教。先究其病源，复攻其穴道，随手见功，应针取效。方知玄

理之玄，始达妙中之妙。此篇不尽，略举
其要。

标 幽 赋

　　拯救之法，妙用者针。察岁时于天道，
定形气于予心。春夏瘦而刺浅，秋冬肥而
刺深。不穷经络阴阳，多逢刺禁；既论脏腑
虚实，须向经寻。

　　原夫起自中焦，水初下漏。太阴为始，
至厥阴而方终；穴出云门，抵期门而最后。
正经十二，别络走三百余支；正侧偃伏，气
血有六百余候。手足三阳，手走头而头走
足；手足三阴，足走腹而胸走手。要识迎
随，须明逆顺。

　　况夫阴阳，气血多少为最。厥阴太阳，
少气多血；太阴少阴，少血多气；而又气多
血少者，少阳之分；气盛血多者，阳明之
位。先详多少之宜，次察应至之气。轻滑慢
而未来，沉涩紧而已至。既至也，量寒热而

留疾；未至者，据虚实而候气。气之至也，如鱼吞钩饵之沉浮；气未至也，如闲处幽堂之深邃。气速至而速效，气迟至而不治。

观夫九针之法，毫针最微，七星上应，众穴主持。本形金也，有蠲邪扶正之道；短长水也，有决凝开滞之机；定刺象木，或斜或正；口藏比火，进阳补羸。循机扪而可塞以象土，实应五行而可知。然是三寸六分，包含妙理；虽细桢于毫发，同贯多歧。可平五脏之寒热，能调六腑之虚实。拘挛闭塞，遣八邪而去矣；寒热痹痛，开四关而已之。凡刺者，使本神朝而后入；既刺也，使本神定而气随。神不朝而勿刺，神已定而可施。定脚处，取气血为主意；下手处，认水木是根基；天、地、人三才也，涌泉同璇玑百会；上、中、下三部也，大包与天枢地机。阳跷阳维并督带，主肩背腰腿在表之病；阴跷阴维任冲脉，去心腹胁肋在里之疑。二陵二跷二交，似续而交五大；两间两商两井，相依而别两支。

大抵取穴之法，必有分寸；先审自意，次观肉分。或伸屈而得之，或平直而安定。在阳部筋骨之侧，陷下为真；在阴分郄腘之间，动脉相应。取五穴用一穴而必端，取三经用一经而可正。头部与肩部详分，督脉与任脉易定。明标与本，论刺深刺浅之经；住痛移疼，取相交相贯之径。岂不闻脏腑病，而求门、海、俞、募之微；经络滞，而求原、别、交、会之道。更穷四根三结，依标本而刺无不痊；但用八法五门，分主客而针无不效。八脉始终连八会，本是纪纲；十二经络十二原，是为枢要。一日取六十六穴之法，方见幽微；一时取一十二经之原，始知要妙。

原夫补泻之法，非呼吸而在手指；速效之功，要交正而识本经。交经缪刺，左有病而右畔取；泻络远针，头有病而脚上针。巨刺与缪刺各异，微针与妙刺相通。观部分而知经络之虚实，视沉浮而辨脏腑之寒温。

且夫先令针耀，而虑针损；次藏口内，而欲针温。目无外观，手如握虎；心无内慕，如待贵人。左手重而多按，欲令气散；右手轻而徐入，不痛之因。空心恐怯，直立侧而多晕；背目沉掐，坐卧平而没昏。推于十干十变，知孔穴之开阖；论其五行五脏，察日时之旺衰。伏如横弩，应若发机。阴交阳别而定血晕，阴蹻阳维而下胎衣。痹厥偏枯，迎随俾经络接续；漏崩带下，温补使气血依归。静以久留，停针待之。必准者，取照海治喉中之闭塞；端的处，用大钟治心内之呆痴。大抵疼痛实泻，痒麻虚补。体重节痛而俞居，心下痞满而井主。心胀咽痛，针太冲而必除；脾冷胃疼，泻公孙而立愈。胸满腹痛刺内关，胁疼肋痛针飞虎（支沟）。筋挛骨痛而补魂门；体热劳嗽而泻魄户。头风头痛，刺申脉与金门；眼痒眼痛，

泻光明与地五。泻阴郄止盗汗，治小儿骨
蒸；刺偏历利小便，医大人水蛊。中风环跳
而宜刺，虚损天枢而可取。

由是午前卯后，太阴生而疾温；离左
酉南，月朔死而速冷。循扪弹弩，留吸母而
坚长；爪下伸提，疾呼子而嘘短。动退空
歇，迎夺右而泻凉；推内（纳）进搓，随济
左而补暖。

慎之！大患危疾，色脉不顺而莫针；寒
热风阴，饥饱醉劳而切忌。望不补而晦不
泻，弦不夺而朔不济。精其心而穷其法，无
灸艾而坏其皮；正其理而求其原，免投针
而失其位。避灸处而加四肢，四十有九；禁
刺处而除六腧，二十有二。

抑又闻高皇抱疾未瘥，李氏刺巨阙而
后苏；太子暴死为厥，越人针维会而复醒。
肩井、曲池，甄权刺臂痛而复射；悬钟、环
跳，华佗刺躄足而立行。秋夫针腰俞而鬼
免沉疴；王纂针交俞而妖精立出。取肝俞

与命门，使瞽士视秋毫之末；刺少阳与交别，俾聋夫听夏蚋之声。

嗟夫！去圣逾远，此道渐坠。或不得意而散其学，或恣其能而犯禁忌。智浅，难契于玄言；至道渊深，得之者有几？偶述斯言，不敢示诸明达者焉，庶几乎童蒙之心启。

推拿三字经

徐谦光，奉萱堂，药无缘，推拿恙，自推手，辨诸恙，定真穴，画图彰，上疗亲，下救郎，推求速，唯重良，独穴治，大三万，小三千，婴三百，加减良，分岁数，轻重当，从吾学，立验方，宜熟读，勿心慌，治急病，一穴良，大数万，立愈恙，幼婴者，加减量，治缓症，各穴量，虚冷补，热清当，大察脉，理宜详，浮沉者，表里恙，迟数者，冷热伤，辨内外，推无恙，虚与实，仔细详，字廿七，脉诀讲，明四字，治

诸恙，小婴儿，看印堂，五色纹，细心详，
色红者，心肺恙，俱热证，清则良，清何
处，心肺当，退六腑，即去恙，色青者，肝
风张，清补宜，自无恙，平肝木，补肾脏，
色黑者，风肾寒，揉二马，清补良，列缺
穴，亦相当，色白者，肺有疾，揉二马，合
阴阳，天河水，立愈恙，色黄者，脾胃伤，
若泻肚，推大肠，一穴愈，来往忙，言五
色，兼脾良，曲大指，补脾方，内推补，外
泻详，大便闭，外泻良，泻大肠，立去恙，
兼补肾，愈无恙，若腹痛，窝风良，数在
万，立无恙，流清涕，风寒伤，蜂入洞，鼻
孔强，若洗皂，鼻两旁，向下推，和五脏，
女不用，八卦良，若泻痢，推大肠，食指
侧，上节上，来回推，数万良，牙痛者，骨
髓伤，揉二马，补肾水，推二穴，数万良，
治伤寒，拿列缺，出大汗，立无恙，受惊
吓，拿此良，不醒事，亦此方，或感冒，急
慢恙，非此穴，不能良，凡出汗，忌风扬，

霍乱病，暑秋伤，若上吐，清胃良，大指根，震艮连，黄白皮，真穴详，凡吐者，俱此方，向外推，立愈恙，倘泻肚，仍大肠，吐并泻，板门良，揉数万，进饮食，亦称良，瘟疫者，肿脖项，上午重，六腑当，下午重，二马良，兼六腑，立消亡，分男女，左右手，男六腑，女三关，此二穴，俱属凉，男女逆，左右详，脱肛者，肺虚恙，补脾土，二马良，补肾水，推大肠，来回推，久去恙，或疹痘，肿脖项，仍照上，午后恙，诸疮肿，照此详，虚喘嗽，二马良，兼清肺，兼脾良，小便闭，清膀胱，补肾水，清小肠，食指侧，推大肠，尤来回，轻重当，倘生疮，辨阴阳，阴者补，阳清当，紫陷阴，红高阳，虚歉者，先补强，诸疮症，兼清良，疮初起，揉患上，左右揉，立消亡，胸膈闷，八卦详，男女逆，运八卦，离宫轻，痰壅喘，横纹上，左右揉，久去恙，治歉证，并痨症，歉弱者，气血伤，辨此

症，在衣裳，人着褡，伊着棉，亦咳嗽，名
七伤，补要多，清少良，人穿褡，他穿单，
名五痨，肾水伤，分何脏，清补良，在学
者，细心详，眼翻者，上下僵，揉二马，捣
天心，翻上者，捣下良，翻下者，捣上强，
左捣右，右捣左，阳池穴，头痛良，风头
痛，蜂入洞，左右旋，立无恙，天河水，口
生疮，遍身热，多推良，中气风，男女逆，
右六腑，男用良，左三关，女用强，独穴
疗，数三万，多穴推，约三万，遵此法，无
不良，遍身潮，分阴阳，拿列缺，汗出良，
五经穴，肚胀良，水入土，不化谷，土入
水，肝木旺，外劳宫，左右揉，久揉良，嘴
唇裂，脾火伤，眼胞肿，脾胃恙，清补脾，
俱去恙，向内补，向外清，来回推，清补
双，天门口，顺气血，五指节，惊吓伤，不
计次，揉必良，时摄良，一百日，即无恙，
上有火，下有寒，外劳宫，下寒良，六腑
穴，去火良，左三关，去寒恙，右六腑，亦

去恙，虚补母，实泻子，曰五行，生克当，生我母，我生子，穴不误，治无恙，古推书，身首足，执治婴，无老方，皆气血，何两样，数多寡，轻重当，吾载穴，不相商，少老女，无不当，遵古推，男女分，俱左手，男女同，予尝试，并去恙，凡学者，意会方，加减推，身羸壮，病新久，细思想，推应症，无苦恙。

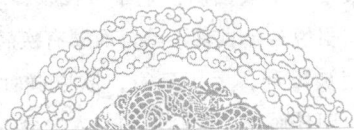

第六章　针灸医籍选读

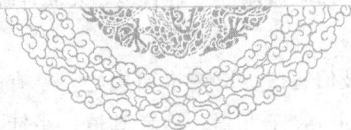

《灵枢》选读

九针十二原第一

黄帝问于岐伯曰：余子万民，养百姓，而收其租税；余哀其不给，而属有疾病。余欲勿使被毒药，无用砭石，欲以微针通其经脉，调其血气，营其逆顺出入之会。令可传于后世，必明为之法，令终而不灭，久而不绝，易用难忘，为之经纪，异其章，别其表里，为之终始。令各有形，先立针经，愿闻其情。

岐伯答曰：臣请推而次之，令有纲纪，始于一，终于九焉。请言其道！小针之要，易陈而难入。粗守形，上守神。神乎神，客在门。未睹其疾，恶知其原？刺之微在速迟。粗守关，上守机，机之动，不离其空。空中之机，清静而微。其来不可逢，其往不可追。知机之道者，不可挂以发。不知机道，扣之不发。知其往来，要与之期。粗之阖乎，妙哉，工独有之。往者为逆，来者为顺，明知逆顺，正行无问。迎而夺之，恶得无虚？追而济之，恶得无实？迎之随之，以意和之，针道毕矣。

凡用针者，虚则实之，满则泄之，宛陈则除之，邪胜则虚之。大要曰：徐而疾则实，疾而徐则虚。言实与虚，若有若无。察后与先。若存若亡。为虚与实，若得若失。

虚实之要，九针最妙，补泻之时，以针为之。泻曰：必持内之，放而出之，排阳得针，邪气得泄。按而引针，是谓内温，血不得散，气不得出也。补曰随之，随之意，若妄之，若行若按，如蚊虻止，如留如还，去如弦绝，令左属右，其气故止，外门已闭，中气乃实，必无留血，急取诛之。

持针之道，坚者为宝。正指直刺，无针左右。神在秋毫，属意病者。审视血脉者，刺之无殆。方刺之时，必在悬阳，及与两卫。神属勿去，知病存亡。血脉者，在腧横居，视之独澄，切之独坚。

凡将用针，必先诊脉，视气之剧易，乃可以治也。五脏之气，已绝于内，而用针者反实其外，是谓重竭。重竭必死，其死也静。治之者辄反其气，取腋与膺。五脏之气，已绝于外，而用针者反实其内，是谓逆厥。逆厥则必死，其死也躁。治之者反取四末。刺之害，中而不去则精泄；害中而去，则致气。精泄则病益甚而恇，致气则生为痈疡。

五脏有六腑，六腑有十二原，十二原出于四关，四关主治五脏。五脏有疾，当取之十二原。十二原者，五脏之所以禀三百六十五节气味也。五脏有疾也，应出十二原。十二原各有所出。明知其原，睹其应，而知五脏之害矣。

邪气脏腑病形第四

黄帝问于岐伯曰：邪气之中人也奈何？

岐伯答曰：邪气之中人高也。黄帝曰：高下有度乎？岐伯曰：身半已上者，邪中之也。身半已下者，湿中之也。故曰：邪之中人也，无有常，中于阴则溜于腑，中于阳则溜于经。

黄帝曰：阴之与阳也，异名同类，上下相会，经络之相贯，如环无端。邪之中人，或中于阴，或中于阳，上下左右，无有恒常，其故何也？岐伯曰：诸阳之会，皆在于面。中人也方乘虚时，及新用力，若饮食汗出，腠理开而中于邪。中于面则下阳明。中于项则下太阳。中于颊则下少阳。中于膺背两胁，亦中其经。

黄帝曰：其中于阴奈何？岐伯答曰：中于阴者，常从臂腨始。夫臂与腨，其阴皮薄，其肉淖泽，故俱受于风，独伤其阴。

黄帝曰：邪之中人藏奈何？岐伯曰：愁忧恐惧则伤心。形寒寒饮则伤肺，以其两寒相感，中外皆伤，故气逆而上行。有所堕坠，恶血留内；若有所大怒，气上而不下，积于胁下，则伤肝。有所击仆，若醉入房，汗出当风，则伤脾。有所用力举重，若入房过度，汗出浴水，则伤肾。

黄帝曰：病之六变者，刺之奈何？岐伯曰：诸急者多寒；缓者多热；大者多气少血；小者血气皆少；滑者阳气盛，微有热，涩者多血少气，微有寒。是故刺急者，深内而久留之；刺缓者，浅内而疾发针，以去其热；刺大者，微泻其气，无出其血；刺滑者，疾发针而浅内之，以泻其阳气而去其热；刺涩者，必中其脉，随其逆顺而久留之，必先按而循之，已发针，已按其痏，无令其血出，以和其脉；诸小者，阴阳形气俱不足，勿取以针而调以甘药也。

黄帝曰：余闻五脏六腑之气，荥、输所入为合，令何道从入，入安连过，愿闻其故。岐伯答曰：此阳脉之别入于内，属于腑者也。黄帝曰：荥输与合，各有名乎？岐伯

曰：荥输治外经，合治内腑。黄帝曰：治内
腑奈何？岐伯曰：取之于合。黄帝曰：合各
有名乎？岐伯答曰：胃合于三里，大肠合入
于巨虚上廉，小肠合入于巨虚下廉，三焦
合入于委阳，膀胱合入于委中央，胆合入
于阳陵泉。

　　黄帝曰：愿闻六腑之病。岐伯答曰：面
热者足阳明病，鱼络血者手阳明病，两跗
之上脉竖陷者，足阳明病，此胃脉也。大肠
病者，肠中切痛，而鸣濯濯。冬日重感于寒
即泄，当脐而痛，不能久立，与胃同候，取
巨虚上廉。胃病者，腹䐜胀，胃脘当心而
痛，上肢两胁，膈咽不通，食饮不下，取之
三里也。小肠病者，小腹痛，腰脊控睾而
痛，时窘之后，当耳前热，若寒甚，若独肩
上热甚，及手小指次指之间热，若脉陷者，
此其候也。手太阳病也，取之巨虚下廉。三
焦病者，腹气满，小腹尤坚，不得小便，窘
急，溢则水留，即为胀。候在足太阳之外大

络，大络在太阳少阳之间，亦见于脉，取委阳。膀胱病者，小腹偏肿而痛，以手按之，即欲小便而不得，肩上热，若脉陷，及足小趾外廉及胫踝后皆热，若脉陷，取委中央。胆病者，善太息，口苦，呕宿汁，心下澹澹，恐人将捕之，嗌中吩吩然，数唾。在足少阳之本末，亦视其脉之陷下者灸之；其寒热者，取阳陵泉。

黄帝曰：刺之有道乎？岐伯答曰：刺此者，必中气穴，无中肉节。中气穴，则针染于巷；中肉节，即皮肤痛；补泻反，则病益笃。中筋则筋缓，邪气不出，与其真相搏乱而不去，反还内着。用针不审，以顺为逆也。

根结第五

黄帝曰：形气之逆顺奈何？岐伯曰：形气不足，病气有余，是邪胜也，急泻之；形气有余，病气不足，急补之；形气不足，病气不足，此阴阳气俱不足也，不可刺之，刺之则重不足。重不足则阴阳俱竭，血气皆尽，五脏空虚，筋骨髓枯，老者绝灭，壮者不复矣。形气有余，病气有余，此谓阴阳俱有余也。急泻其邪，调其虚实。

故曰：有余者泻之，不足者补之，此之谓也。

故曰：刺不知逆顺，真邪相搏。满而补之，则阴阳四溢，肠胃充郭，肝肺内膜，阴阳相错。虚而泻之，则经脉空虚，血气竭枯，肠胃儝辟，皮肤薄着，毛腠夭膲，予之死期。

故曰：用针之要，在于知调阴与阳。调阴与阳，精气乃光，合形与气，使神内藏。

故曰：上工平气，中工乱脉，下工绝气危生。故曰，下工不可不慎也，必审五脏变化之病，五脉之应，经络之实虚，皮之柔麤，而后取之也。

寿天刚柔第六

黄帝问于少师曰：余闻人之生也，有刚有柔，有弱有强，有短有长，有阴有阳，愿闻其方。少师答曰：阴中有阴，阳中有阳，审知阴阳，刺之有方。得病所始，刺之有理。谨度病端，与时相应。内合于五脏六腑，外合于筋骨皮肤。是故内有阴阳，外亦有阴阳。在内者，五脏为阴，六腑为阳，在外者，筋骨为阴，皮肤为阳。故曰，病在阴之阴者，刺阴之荥输，病在阳之阳者，刺阳之合，病在阳之阴者，刺阴之经，病在阴之阳者，刺络脉。故曰，病在阳者名曰风，病在阴者名曰痹，阴阳俱病名曰风痹。病有形而不痛者，阳之类也；无形而痛者，阴之类也。无形而痛者，其阳完而阴伤之也。急治其阴，无攻其阳。有形而不痛者，其阴完而阳伤之也。急治其阳，无攻其阴。阴阳俱动，乍有形，乍无形，加以烦心，命曰阴胜其阳。此谓不表不里，其形不久。

黄帝曰：余闻刺有三变，何谓三变？伯高答曰：有刺营者，有刺卫者，有刺寒痹之留经者。黄帝曰：刺三变者奈何？伯高答曰：刺营者出血，刺卫者出气，刺寒痹者内热。黄帝曰：营卫寒痹之为病奈何？伯高答曰：营之生病也，寒热少气，血上下行。卫之生病也，气痛时来时去，怫忾贲响，风寒客于肠胃之中。寒痹之为病也，留而不去，时痛而皮不仁。黄帝曰：刺寒痹内热奈何？伯高答曰：刺布衣者，以火焠之；刺大人者，以药熨之。

终始第九

凡刺之道，毕于终始，明知终始，五脏为纪，阴阳定矣。阴者主藏，阳者主腑，阳受气于四末，阴受气于五脏，故泻者迎之，补者随之，知迎知随，气可令和，和气之方，必通阴阳。五脏为阴，六腑为阳，传之后世，以血为盟。敬之者昌，慢之者亡。无道行私，必得夭殃。

谨奉天道，请言终始。终始者，经脉为纪。持其脉口人迎，以知阴阳有余不足，平与不平，天道毕矣。所谓平人者不病，不病者，脉口人迎应四时也，上下相应而俱往来也，六经之脉不结动也，本末之寒温之相守司也。形肉血气必相称也，是谓平人。少气者，脉口人迎俱少，而不称尺寸也。如是者，则阴阳俱不足，补阳则阴竭，泻阴则阳脱。如是者，可将以甘药，不可饮以至剂，如此者弗灸。不已者因而泻之，则五脏气坏矣。

凡刺之道，气调而止，补阴泻阳，音气益彰，耳目聪明。反此者，血气不行。

所谓气至而有效者，泻则益虚，虚者，脉大如其故而不坚也；坚如其故者，适虽言故，病未去也。补则益实，实者，脉大如其故而益坚也；夫如其故而不坚者，适虽言快，病未去也。故补则实、泻则虚，痛虽不随针，病必衰去。必先通十二经脉之所生病，而后可得传于终始矣。故阴阳不相移，虚实不相倾，取之其经。

阴盛而阳虚，先补其阳，后泻其阴而和之。阴虚而阳盛，先补其阴，后泻其阳而和之。

补须一方实，深取之，稀按其痏，以极出其邪气。一方虚，浅刺之，以养其脉，疾按其痏，无使邪气得入。邪气来也紧而疾，谷气来也徐而和。脉实者深刺之，以泄其气；脉虚者，浅刺之，使精气无泻出，以养其脉，独出其邪气。刺诸痛者，其脉皆实。

病痛者阴也，痛而以手按之不得者，阴也，深刺之。病在上者，阳也。病在下者，阴也。痒者，阳也，浅刺之。病先起阴者，先治其阴，而后治其阳；病先起阳者，先治其阳，而后治其阴。

深居静处，占神往来，闭户塞牖，魂魄

不散，专意一神，精气之分，毋闻人声，以收其精，必一其神，令志在针。浅而留之，微而浮之，以移其神，气至乃休。

四时气第十九

黄帝问于岐伯曰：夫四时之气，各不同形，百病之起，皆有所生，灸刺之道，何者为定？岐伯答曰：四时之气，各有所在，灸刺之道，得气穴为定。故春取经、血脉、分肉之间，甚者，深刺之，间者，浅刺之；夏取盛经孙络，取分间，绝皮肤；秋取经腧。邪在腑，取之合；冬取井荥，必深以留之。

温疟汗不出，为五十九痏，风㽷肤胀，为五十七痏，取皮肤之血者，尽取之。飧泄补三阴之上，补阴陵泉，皆久留之，热行乃止。转筋于阳治其阳，转筋于阴治其阴，皆卒刺之。徒㽷，先取环谷下三寸，以铍针针之，已刺而筩之，而内之，入而复之，以尽其痕，必坚。来缓则烦悗，来急则安静，间日一刺之，痕尽乃止。饮闭药，方刺之时徒饮之，方饮无食，方食无饮，无食他食。

腹中常鸣，气上冲胸，喘不能久立。邪在大肠，刺肓之原，巨虚上廉、三里。小腹控睾，引腰脊，上冲心。邪在小肠者，连睾系，属于脊，贯肝肺，络心系。气盛则厥逆，上冲肠胃，熏肝，散于肓，结于脐，故取之肓原以散之，刺太阴以予之，取厥阴以下之，取巨虚下廉以去之，按其所过之经以调之。

善呕，呕有苦，长太息，心中憺憺，恐人将捕之；邪在胆，逆在胃，胆液泄，则口苦，胃气逆，则呕苦，故曰呕胆。取三里以下胃气逆，则刺少阳血络，以闭胆逆，却调其虚实，以去其邪。

饮食不下，膈塞不通，邪在胃脘，在上脘，则刺抑而下之，在下脘，则散而去之。

小腹痛肿，不得小便，邪在三焦，约取

之太阳大络，视其络脉与厥阴小络，结而血者，肿上及胃脘，取三里。

寒热病第二十一

皮寒热者，不可附席，毛发焦，鼻槁腊，不得汗。取三阳之络，以补手太阴。肌寒热者，肌痛，毛发焦而唇槁腊，不得汗。取三阳于下，以去其血者，补足太阴，以出其汗。骨寒热者，病无所安，汗注不休。齿未槁，取其少阴于阴股之络；齿已槁，死不治。

颈侧之动脉人迎。人迎，足阳明也，在婴筋之前。婴筋之后，手阳明也，名曰扶突。次脉，足少阳脉也，名曰天牖。次脉，足太阳也，名曰天柱。腋下动脉，臂太阴也，名曰天府。阳迎头痛，胸满不得息，取之人迎。暴瘖气鞕，取扶突与舌本出血。暴聋气蒙，耳目不明，取天牖。暴挛痫眩，足不任身，取天柱。暴瘅内逆，肝肺相搏，血溢鼻口，取天府。此为天牖五部。

热病第二十三

偏枯，身偏不用而痛，言不变，志不乱，病在分腠之间，巨针取之，益其不足，损其有余，乃可复也。痱之为病也，身无痛者，四肢不收；智乱不甚，其言微知，可治；甚则不能言，不可治也。病先起于阳，复入于阴者，先取其阳，后取其阴，浮而取之。

热病三日，而气口静、人迎躁者，取之诸阳，五十九刺，以泻其热，而出其汗，实其阴，以补其不足者。身热甚，阴阳皆静者，勿刺也；其可刺者，急取之，不汗出则泄。所谓勿刺者，有死征也。热病七日八日，脉口动，喘而短者，急刺之，汗且自出，浅刺手大指间。热病七日八日，脉微小，病者溲血，口中干，一日半而死。脉代者，一日死。热病已得汗出，而脉尚躁，喘且复热，勿刺肤，喘甚者死。热病七日八日，脉不躁，躁不散数，后三日中有汗；三日不汗，四日死。未曾汗者，勿腠刺之。

热病头痛，颞颥，目瘳脉痛，善衄，厥热病也，取之以第三针，视有余不足，寒热痔。热病，体重，肠中热，取之以第四针，于其腧及下诸趾间，索气于胃络，得气也。热病夹脐急痛，胸胁满，取之涌泉与阴陵泉，取以第四针，针嗌里。

热病，而汗且出，及脉顺可汗者，取之鱼际、太渊、大都、太白。泻之则热去，补之则汗出，汗出太甚，取内踝上横脉以止之。热病，已得汗而脉尚躁盛，此阴脉之极也，死；其得汗而脉静者，生。

热病不可刺者有九：一曰汗不出，大颧发赤、哕者死；二曰泄而腹满甚者死；三曰目不明，热不已者死；四曰老人、婴儿热而腹满者死；五曰汗不出，呕下血者死；六曰舌本烂，热不已者死；七曰咳而衄，汗不出，出不至足者死；八曰髓热者死；九曰热而痉者死。腰折，瘈疭，齿噤齘也。凡此九者，不可刺也。

所谓五十九刺者，两手外内侧各三，凡十二痏。五指间各一，凡八痏，足亦如是。头入发一寸傍三分各三，凡六痏。更入发三寸边五，凡十痏。耳前后口下者各一，项中一，凡六痏。巅上一，囟会一，发际一，廉泉一，风池二，天柱二。

厥病第二十四

厥心痛，与背相控，善瘈，如从后触其心，伛偻者，肾心痛也，先取京骨、昆仑，发狂不已，取然谷。厥心痛，腹胀胸满，心尤痛甚，胃心痛也，取之大都、大白。厥心痛，痛如以锥针刺其心，心痛甚者，脾心痛也，取之然谷、太溪。

厥心痛，色苍苍如死状，终日不得太息，肝心痛也，取之行间、太冲。厥心痛，卧若徒居，心痛间，动作痛益甚，色不变，肺心痛也，取之鱼际、太渊。真心痛，手足青至节，心痛甚，日发夕死，夕发旦死。心痛不可刺者，中有盛聚，不可取于腧。

口问第二十八

黄帝曰：人之欠者，何气使然？岐伯答曰：卫气昼日行于阳，夜半则行于阴，阴者主夜，夜者卧；阳者主上，阴者主下；故阴气积于下，阳气未尽，阳引而上，阴引而下，阴阳相引，故数欠。阳气尽，阴气盛，则目瞑；阴气尽而阳气盛，则寤矣。泻足少阴，补足太阳。黄帝曰：人之哕者，何气使然？岐伯曰：谷入于胃，胃气上注于肺。今有故寒气与新谷气，俱还入于胃，新故相乱，真邪相攻，气并相逆，复出于胃，故为哕。补手太阴，泻足少阴。黄帝曰：人之唏者，何气使然？

岐伯曰：此阴气盛而阳气虚，阴气疾

而阳气徐，阴气盛而阳气绝，故为嚏。补足
太阳，泻足少阴。黄帝曰：人之振寒者，何
气使然？岐伯曰：寒气客于皮肤，阴气盛，
阳气虚，故为振寒寒慄，补诸阳。黄帝曰：
人之噫者，何气使然？岐伯曰：寒气客于
胃，厥逆从下上散，复出于胃，故为噫。补
足太阴阳明。

胀论第三十五

黄帝曰：愿闻胀形。岐伯曰：夫心胀
者，烦心短气，卧不安；肺胀者，虚满而喘
咳；肝胀者，胁下满而痛引小腹；脾胀者，
善哕，四肢烦悗，体重不能胜衣，卧不安；
肾胀者，腹满引背央央然，腰髀痛。六腑
胀，胃胀者，腹满，胃脘痛，鼻闻焦臭，妨
于食，大便难；大肠胀者，肠鸣而痛濯濯，
冬日重感于寒，则飧泄不化；小肠胀者，少
腹䐜胀，引腰而痛；膀胱胀者，少腹满而
气癃；三焦胀者，气满于皮肤中，轻轻然而

不坚；胆胀者，胁下痛胀，口中苦，善太息。凡此诸胀者，其道在一，明知逆顺，针数不失，泻虚补实，神去其室，致邪失正，真不可定，麤之所败，谓之夭命；补虚泻实，神归其室，久塞其空，谓之良工。

逆顺肥瘦第三十八

黄帝曰：愿闻人之白黑肥瘦小长，各有数乎？岐伯曰：年质壮大，血气充盈，肤革坚固，因加以邪，刺此者，深而留之，此肥人也。广肩腋，项肉薄，厚皮而黑色，唇临临然，其血黑以浊，其气涩以迟。其为人也，贪于取与，刺此者，深而留之，多益其数也。

黄帝曰：刺瘦人奈何？岐伯曰：瘦人者，皮薄色少，肉廉廉然，薄唇轻言，其血清气滑，易脱于气，易损于血，刺此者，浅而疾之。

黄帝曰：刺常人奈何？岐伯曰：视其白

黑，各为调之，其端正敦厚者，其血气和调，刺此者，无失常数也。

黄帝曰：刺壮士真骨者，奈何？岐伯曰：刺壮士真骨坚，肉缓，节监监然，此人重则气涩血浊，刺此者，深而留之，多益其数；劲则气滑血清，刺此者，浅而疾之。

黄帝曰：刺婴儿奈何？岐伯曰：婴儿者，其肉脆，血少气弱，刺此者以豪刺，浅刺而疾拔针，日再可也。

血络论第三十九

黄帝曰：愿闻其奇邪而不在经者。岐伯曰：血络是也。黄帝曰：刺血络而仆者，何也？血出而射者，何也？血少黑而浊者，何也？血出清而半为汁者，何也？发针而肿者，何也？血出若多若少而面色苍苍者，何也？发针而面色不变而烦悗者，何也？多出血而不动摇者，何也？愿闻其故。岐伯曰：脉气盛而血虚者，刺之则脱气，脱气则仆。

血气俱盛而阴气多者，其血滑，刺之则射；阳气蓄积，久留而不泻者，其血黑以浊，故不能射。新饮而液渗于络，而未合和于血也，故血出而汁别焉；其不新饮者，身中有水，久则为肿。阴气积于阳，其气因于络，故刺之血未出而气先行，故肿。阴阳之气，其新相得而未和合，因而泻之，则阴阳俱脱，表里相离，故脱色而苍苍然。刺之血出多，色不变而烦悗者，刺络而虚经，虚经之属于阴者，阴脱故烦悗。阴阳相得而合为痹者，此为内溢于经，外注于络。如是者，阴阳俱有余，虽多出血而弗能虚也。

黄帝曰：相之奈何？岐伯曰：血脉者，盛坚横以赤，上下无常处，小者如针，大者如筋，则而泻之万全也，故无失数矣。失数而反，各如其度。

邪客第七十一

黄帝问于岐伯曰：余愿闻持针之数，

内针之理，纵舍之意，扞皮开腠理，奈何？脉之屈折，出入之处，焉至而出，焉至而止，焉至而徐，焉至而疾，焉至而入，六腑之输于身者，余愿尽闻。岐伯曰：帝之所问，针道毕矣。

黄帝曰：愿卒闻之。岐伯曰：手太阴之脉，出于大指之端，内屈，循白肉际，至本节之后太渊，留以澹，外屈，上于本节下，内屈，与阴诸络会于鱼际，数脉并注，其气滑利，伏行壅骨之下，外屈，出于寸口而行，上至于肘内廉，入于大筋之下，内屈，上行臑阴，入腋下，内屈，走肺。此顺行逆数之屈折也。心主之脉，出于中指之端，内屈，循中指内廉以上，留于掌中，伏行两骨之间，外屈，出两筋之间，上至肘内廉，入于小筋之下，留两骨之会，上入于胸中，内络于心脉。

黄帝曰：手少阴之脉，独无腧，何也？岐伯曰：少阴，心脉也。心者，五脏六腑之大主也，精神之所舍也，其藏坚固，邪弗能容也。容之则心伤，心伤则神去，神去则死矣。故诸邪之在于心者，皆在于心之包络。包络者，心主之脉也，故独无腧焉。黄帝曰：少阴独无腧者，不病乎？岐伯曰：其外经病而藏不病，故独取其经于掌后锐骨之端。

　　黄帝曰：持针纵舍奈何？岐伯曰：必先明知十二经脉之本末，皮肤之寒热，脉之盛衰滑涩。其脉滑而盛者，病日进；虚而细者，久以持；大以涩者，为痛痹。阴阳如一者，病难治。其本末尚热者，病尚在；其热以衰者，其病亦去矣。持其尺，察其肉之坚脆，大小滑涩，寒温燥湿。因视目之五色，以知五脏，而决死生。视其血脉，察其色，以知其寒热痛痹。

　　黄帝曰：持针纵舍，余未得其意也。岐伯曰：持针之道，欲端以正，安以静。先知虚实而行疾徐。左手执骨，右手循之，无与

肉果。泻欲端以正，补必闭肤。辅针导气，
邪得淫泆，真气得居。

官能第七十三

用针之理，必知形气之所在，左右上
下，阴阳表里，血气多少，行之逆顺，出
入之合，谋伐有过。知解结，知补虚泻实，
上下气门，明通于四海。审其所在，寒热
淋露，以输异处，审于调气，明于经隧，
左右肢络，尽知其会。寒与热争，能合而
调之，虚与实邻，知决而通之，左右不调，
把而行之，明于逆顺，乃知可治，阴阳不
奇，故知起时。审于本末，察其寒热，得
邪所在，万刺不殆。知官九针，刺道
毕矣。

各处色部，五脏六腑，察其所痛，左
右上下，知其寒温，何经所在。审皮肤之
寒温滑涩，知其所苦，膈有上下，知其气
所在。

刺节真邪第七十五

用针者，必先察其经络之实虚，切而循之，按而弹之，视其应动者，乃后取之而下之。六经调者，谓之不病，虽病，谓之自已也。一经上实下虚而不通者，此必有横络盛加于大经，令之不通，视而泻之，此所谓解结也。

《素问》选读
宝命全角论篇第二十五

故针有悬布天下者五，黔首共余食，莫知之也。一曰治神，二曰知养身，三曰知毒药为真，四曰制砭石小大，五曰知腑脏血气之诊。五法俱立，各有所先。今末世之刺也，虚者实之，满者泄之，此皆众工所共知也。若夫法天则地，随应而动，和之者若响，随之者若影，道无鬼神，独来独往。

帝曰：愿闻其道。岐伯曰：凡刺之真，

必先治神，五脏已定，九候已备，后乃存针。众脉不见，众凶弗闻，外内相得，无以形先，可玩往来，乃施于人。人有虚实，五虚勿近，五实勿远，至其当发，间不容瞚。手动若务，针耀而匀，静意视义，观适之变，是谓冥冥，莫知其形，见其乌乌，见其稷稷，从见其飞，不知其谁，伏如横弩，起如发机。

帝曰：何如而虚？何如而实？岐伯曰：刺虚者须其实，刺实者须其虚，经气已至，慎守勿失，深浅在志，远近若一，如临深渊，手如握虎，神无营于众物。

八正神明论篇第二十六

黄帝问曰：用针之服，必有法则焉，今何法何则？岐伯对曰：法天则地，合以天光。帝曰：愿卒闻之。岐伯曰：凡刺之法，必候日月星辰，四时八正之气，气定乃刺之。是故天温日明，则人血淖液而卫气浮，

故血易泻，气易行；天寒日阴，则人血凝泣
而卫气沉。月始生，则血气始精，卫气始
行；月郭满，则血气实，肌肉坚；月郭空，
则肌肉减，经络虚，卫气去，形独居。是以
因天时而调血气也。是以天寒无刺，天温
无疑。月生无泻，月满无补，月郭空无治，
是谓得时而调之。因天之序，盛虚之时，移
光定位，正立而待之。故曰：月生而泻，是
谓脏虚，月满而补，血气扬溢，络有留血，
命曰重实；月郭空而治，是谓乱经。阴阳相
错，真邪不别，沉以留止，外虚内乱，淫邪
乃起。

帝曰：余闻补泻，未得其意。岐伯曰：
泻必用方，方者，以气方盛也，以月方满
也，以日方温也，以身方定也，以息方吸而
内针，乃复候其方吸而转针，乃复候其方
呼而徐引针，故曰泻必用方，其气而行焉。
补必用员，员者行也，行者移也，刺必中其
荣，复以吸排针也。故员与方，非针也。故

养神者，必知形之肥瘦，荣卫血气之盛衰。血气者，人之神，不可不谨养。

离合真邪论篇第二十七

吸则内针，无令气忤，静以久留，无令邪布，吸则转针，以得气为故，候呼引针，呼尽乃去，大气皆出，故命曰泻。

帝曰：不足者补之奈何？岐伯曰：必先扪而循之，切而散之，推而按之，弹而怒之，抓而下之，通而取之，外引其门，以闭其神，呼尽内针，静以久留，以气至为故，如待所贵，不知日暮，其气以至，适而自护，候吸引针，气不得出，各在其处，推阖其门，令神气存，大气留止，故命曰补。

帝曰：候气奈何？岐伯曰：夫邪去络入于经也，舍于血脉之中，其寒温未相得，如涌波之起也，时来时去，故不常在。故曰方其来也，必按而止之，止而取之，无逢其冲而泻之。真气者，经气也，经气太虚，故曰其来不可逢，此之谓也。故曰候邪不审，大气已过，泻之则真气脱，脱则不复，邪气复至，而病益蓄，故曰其往不可追，此之谓也。不可挂以发者，待邪之至时而发针泻矣。若先若后者，血气已尽，其病不可下，故曰知其可取如发机，不知其取如扣椎，故曰知机道者不可挂以发，不知机者扣之不发，此之谓也。

帝曰：补泻奈何？岐伯曰：此攻邪也，疾出以去盛血，而复其真气，此邪新客，溶溶未有定处也，推之则前，引之则止，逆而刺之，温血也。刺出其血，其病立已。

帝曰：善。然真邪以合，波陇不起，候之奈何？岐伯曰：审扪循三部九候之盛虚而调之，察其左右上下相失及相减者，审其病脏以期之。不知三部者，阴阳不别，天地不分。地以候地，天以候天，人以候人，调之中府，以定三部，故曰刺不知三部九候病脉之处，虽有大过且至，工不能禁也。

诛罚无过，命曰大惑，反乱大经，真不可复，用实为虚，以邪为真，用针无义，反为气贼，夺人正气，以从为逆，荣卫散乱，真气已失，邪独内著，绝人长命，予人夭殃，不知三部九候，故不能久长。因不知合之四时五行，因加相胜，释邪攻正，绝人长命。邪之新客来也，未有定处，推之则前，引之则止，逢而泻之，其病立已。

刺热篇第三十二

肝热病者，小便先黄，腹痛多卧，身热，热争则狂言及惊，胁满痛，手足躁，不得安卧。庚辛甚，甲乙大汗，气逆则庚辛死，刺足厥阴少阳，其逆则头痛员员，脉引冲头也。

心热病者，先不乐，数日乃热，热争则卒心痛，烦闷善呕，头痛面赤，无汗。壬癸甚，丙丁大汗，气逆则壬癸死，刺手少阴太阳。

脾热病者，先头重颊痛，烦心颜青，欲呕身热，热争则腰痛不可用俯仰，腹满泄，两颔痛，甲乙甚，戊己大汗，气逆则甲乙死，刺足太阴阳明。

肺热病者，先淅然厥，起毫毛，恶风寒，舌上黄，身热。热争则喘咳，痛走胸膺背，不得大息，头痛不堪，汗出而寒，丙丁甚，庚辛大汗，气逆则丙丁死，刺手太阴阳明，出血如大豆，立已。

肾热病者，先腰痛骺酸，苦渴数饮，身热，热争则项痛而强，骺寒且酸，足下热，不欲言，其逆则项痛员员，澹澹然。戊己甚，壬癸大汗，气逆则戊己死，刺足少阴太阳，诸汗者，至其所胜日汗出也。

诸治热病，以饮之寒水乃刺之，必寒衣之，居止寒处，身寒而止也。

热病先胸胁痛，手足躁，刺足少阳，补足太阴，病甚者为五十九刺。热病始手臂痛者，刺手阳明太阴而汗出止。热病始于头首者，刺项太阳而汗出止。热病始于足胫者，刺足阳明而汗出止。热病先身重骨痛，耳聋好瞑，刺足少阴，病甚为五十九刺。热病先眩冒而热，胸胁满，刺足少阴少阳。

热病气穴：三椎下间主胸中热，四椎下间主鬲中热，五椎下间主肝热，六椎下间主脾热，七椎下间主肾热。荣在骶也，项上三椎，陷者中也。颊下逆颧为大瘕，下牙车为腹满，颧后为胁痛，颊上者鬲上也。

刺腰痛篇第四十一

腰痛侠脊而痛至头几几然，目䀮䀮欲僵仆，刺足太阳郄中出血。腰痛上寒，刺足太阳、阳明；上热，刺足厥阴；不可以俯仰，刺足少阳；中热而喘，刺足少阴，刺郄中出血。腰痛，上寒不可顾，刺足阳明；上热，刺足太阴；中热而喘，刺足少阴。大便难，刺足少阴。少腹满，刺足厥阴。如折不可以俯仰，不可举，刺足太阳。引脊内廉，刺足少阴。腰痛引少腹控眇，不可以仰，刺腰尻交者，两髁肿上，以月生死为痏数，发针立已，左取右，右取左。

奇病论篇第四十七

帝曰：有病口苦，取阳陵泉，口苦者病名为何？何以得之？岐伯曰：病名曰胆瘅。夫肝者，中之将也，取决于胆，咽为之使。此人者，数谋虑不决，故胆气上溢而口为之苦，治之以胆募、俞。

针解篇第五十四

黄帝问曰：愿闻九针之解，虚实之道。岐伯对曰：刺虚则实之者，针下热也，气实乃热也。满而泄之者，针下寒也，气虚乃寒也。菀陈则除之者，出恶血也。邪胜则虚之者，出针勿按。徐而疾则实者，徐出针而疾按之。疾而徐则虚者，疾出针而徐按之。言实与虚者，寒温气多少也。若无若有者，疾不可知也。察后与先者，知病先后也。为虚与实者，工勿失其法。若得若失者，离其法也。虚实之要，九针最妙者，为其各有所宜也。补泻之时者，与气开阖相合也。九针之名，各不同形者，针穷其所当补泻也。

刺实须其虚者，留针阴气隆至，乃去针也。刺虚须其实者，阳气隆至，针下热，乃去针也。经气已至，慎守勿失者，勿变更也。深浅在志者，知病之内外也。近远如一者，深浅其候等也。如临深渊者，不敢堕也。手如握虎者，欲其壮也。神无营于众物者，静志观病人，无左右视也。义无邪下者，欲端以正也。必正其神者，欲瞻病人目，制其神，令气易行也。

骨空论篇第六十

黄帝问曰：余闻风者百病之始也，以针治之奈何？岐伯对曰：风从外入，令人振寒，汗出头痛，身重恶寒，治在风府，调其阴阳，不足则补，有余则泻。

大风颈项痛，刺风府，风府在上椎。大风汗出，灸譩譆，譩譆在背下夹脊旁三寸所，厌之，令病者呼譩譆，譩譆应手。

从风憎风，刺眉头。失枕在肩上横骨间，折，使榆臂，齐肘正，灸脊中。胁络季胁引少腹而痛胀，刺譩譆。腰痛不可以转摇，急引阴卵，刺八髎与痛上，八髎在腰尻分间。鼠瘘寒热，还刺寒府，寒府在附膝外解营，取膝上外者使之拜，取足心者使之跪。

水俞五十七穴者，尻上五行，行五；伏兔上两行，行五，左右各一行，行五，踝上各一行，行六穴。髓空在脑后三分，在颅际锐骨之下，一在龈基下，一在项后中复骨下，一在脊骨上空在风府上。脊骨下空，在尻骨下空。数髓空在面夹鼻，或骨空在口下当两肩。两髀骨空，在髀中之阳。臂骨空在臂阳，去踝四寸两骨空之间。股骨上空在股阳，出上膝四寸。骭骨空在辅骨之上端。股际骨空在毛中动下。尻骨空在髀骨之后，相去四寸。扁骨有渗理凑，无髓孔，易髓无空。

灸寒热之法，先灸项大椎，以年为壮数，次灸橛骨，以年为壮数，视背俞陷者灸之，举臂肩上陷者灸之，两季胁之间灸之，外踝上绝骨之端灸之，足小指次指间灸之，腨下陷脉灸之，外踝后灸之，缺盆骨上切之坚痛如筋者灸之，膺中陷骨间灸之。掌束骨下灸之，脐下关元三寸灸之，毛际动脉灸之，膝下三寸分间灸之，足阳明跗上动脉灸之，颠上一灸之，犬所啮之处灸之三壮，即以犬伤病法灸之，凡当灸二十九处。伤食灸之，不已者，必视其经之过于阳者，数刺其俞而药之。

水热穴论篇第六十一

帝曰：水俞五十七处者，是何主也？岐

95

伯曰：肾俞五十七穴，积阴之所聚也，水所从出入也。尻上五行行五者，此肾俞。故水病下为胕肿大腹，上为喘呼，不得卧者，标本俱病。故肺为喘呼，肾为水肿，肺为逆不得卧，分为相输俱受者，水气之所留也。伏兔上各二行行五者，此肾之街也。三阴之所交结于脚也。踝上各一行行六者，此肾脉之下行也，名曰太冲。凡五十七穴者，皆脏之阴络，水之所客也。

帝曰：春取络脉分肉何也？岐伯曰：春者木始治，肝气始生，肝气急，其风疾，经脉常深，其气少，不能深入，故取络脉分肉间。

帝曰：夏取盛经分腠何也？岐伯曰：夏者火始治，心气始长，脉瘦气弱，阳气留溢，热熏分腠，内至于经，故取盛经分腠，绝肤而病去者，邪居浅也。所谓盛经者，阳脉也。

帝曰：秋取经俞何也？岐伯曰：秋者金

始治，肺将收杀，金将胜火，阳气在合，阴气初胜，湿气及体，阴气未盛，未能深入，故取俞以泻阴邪，取合以虚阳邪，阳气始衰，故取于合。

帝曰：冬取井荥何也？岐伯曰：冬者水始治，肾方闭，阳气衰少，阴气坚盛，巨阳伏沉，阳脉乃去，故取井以下阴逆，取荥以实阳气。故曰：冬取井荥，春不鼽衄。此之谓也。

帝曰：夫子言治热病五十九俞，余论其意，未能领别其处，愿闻其处，因闻其意。岐伯曰：头上五行行五者，以越诸阳之热逆也。大杼、膺俞、缺盆、背俞，此八者，以泻胸中之热也。气街、三里、巨虚上下廉，此八者，以泻胃中之热也。云门、髃骨、委中、髓空，此八者，以泻四肢之热也。五脏俞傍五，此十者，以泻五脏之热也。凡此五十九穴者，皆热之左右也。

帝曰：人伤于寒而传为热，何也？岐伯

曰：夫寒盛则生热也。

缪刺论篇第六十三

黄帝问曰：余闻缪刺，未得其意，何谓缪刺？岐伯对曰：夫邪之客于形也，必先舍于皮毛，留而不去，入舍于孙脉，留而不去，入舍于络脉，留而不去，入舍于经脉，内连五脏，散于肠胃，阴阳俱感，五脏乃伤，此邪之从皮毛而入，极于五脏之次也，如此，则治其经焉。今邪客于皮毛，入舍于孙络，留而不去，闭塞不通，不得入于经，流溢于大络，而生奇病也。夫邪客大络者，左注右，右注左，上下左右与经相干，而布于四末，其气无常处，不入于经俞，命曰缪刺。

帝曰：愿闻缪刺，以左取右，以右取左，奈何？其与巨刺何以别之？岐伯曰：邪客于经，左盛则右病，右盛则左病，亦有移易者，左痛未已而右脉先病，如此者，必巨刺之，必中其经，非络脉也。故络病者，其痛与经脉缪处，故命曰缪刺。

凡刺之数，先视其经脉，切而从之，审其虚实而调之，不调者经刺之，有痛而经不病者，缪刺之，因视其皮部有血络者尽取之，此缪刺之数也。

《针灸甲乙经》选读
阴受病发痹第一下

足不仁，刺风府。

腰已下至足清不仁，不可以坐起，尻不举，腰俞主之。

痹，会阴及太渊、消泺、照海主之。

嗜卧，身体不能动摇，大温，三阳络主之。

骨痹烦满，商丘主之。

足下热，痛不能久坐，湿痹不能行，三阴交主之。

膝内廉痛引髌，不可屈伸，连腹引咽喉痛，膝关主之。

足大指搏伤，下车挃地，通背指端伤，为筋痹，解溪主之。

痹，胫肿，足跗不收，跟痛，巨虚下廉主之。

胫痛，足缓失履，湿痹，足下热，不能久立，条口主之。

胫苕苕（一本作苦）痹，膝不能屈伸，不可以行，梁丘主之。

膝寒痹不仁，不可屈伸，犊关主之。

肤痛痿痹，外丘主之。

膝外廉痛，不可屈伸，胫痹不仁，阳关主之。

犊痹引膝股外廉痛，不仁，筋急，阳陵泉主之。

寒气在分肉间，痛上下，痹不仁，中渎主之。

犊枢中痛，不可举，以毫针寒而留之，以月生死为痏数，立已，长针亦可。

腰胁相引痛急，犊筋瘈，胫痛不可屈

伸，痹不仁，环跳主之。

风寒从足小指起，脉痹上下带胸胁，痛无常处，至阴主之。

《千金要方》选读
用针略例第五

夫用针刺者，先明其孔穴，补虚泻实，送坚符濡，以急随缓，荣卫常行，勿失其理。夫为针者，不离乎心，口如衔索，目欲内视，消息气血，不得妄行。

针皮毛腠理者，勿伤肌内；针肌肉者，勿伤筋脉；针筋脉者，勿伤骨髓；针骨髓者，勿伤诸络。

针伤筋膜者，令人愕视失魂；伤血脉者，令人烦乱失神；伤皮毛者，令人上气失魄；伤骨髓者，令人呻吟失志；伤肌肉者，令人四肢不收、失智。此为五乱，因针所生。若更失度者，有死之忧也。所谓针能杀生人，不能起死人，谓愚人妄针必死，不能起生人也。

凡用锋针针者，除疾速也。先补五呼，刺入五分，留十呼，刺入一寸，留二十呼，随师而将息之。刺急者，深内而久留之。刺缓者，浅内而疾发针。刺大者，微出其血。刺滑者，疾发针，浅内而久留之。刺涩者，必得其脉，随其逆顺久留之，疾出之，压其穴，勿出其血。诸小弱者，勿用大针，然气不足宜调以百药。余三针者，正中破痈坚瘤结息肉也，亦治人疾也。火针亦用锋针，以油火烧之，务在猛热，不热即于人有损也。隔日一报，三报之后，当脓水大出为佳。

巨阙、太仓、上下管，此之一行有六穴，忌火针也。大藏块当停针转动须臾为佳。

《铜人腧穴针灸图经》选读
肩部左右凡二十六穴

肩井二穴，在肩上陷，缺盆上大骨前

一寸半，以三指按取之，当中指下陷中者
是。一名髃井。手足少阳、阳维之会。治五
劳七伤，颈项不得回顾，背髃闷，两手不得
向头，或因损伤腰髋疼，脚气上攻。《甲乙
经》云祇可针入五分。此髃井，足阳明之
会，乃连入五脏气，若刺深则令人闷倒不
识人，即速须三里下气，先补不泻，须臾平
复如故。凡针肩井，皆以三里下其气。若妇
人堕胎后手足厥逆，针肩井立愈。若灸更
胜针，可灸七壮。

肩髃二穴，在肩端两骨间陷者宛宛中，
举臂取之。手阳明、蹻脉之会。疗偏风半身
不遂，热风瘾疹，手臂挛急，提物不得，挽
弓不开，臂细无力，筋骨酸疼，可灸七壮至
二七壮，以差为度。若灸偏风不遂，可七七
壮止，不宜多灸，恐手臂细。若风病，筋骨
无力久不差，当灸，不畏细也。刺即泄肩臂
热气。唐库狄钦若患风痹，手臂不得伸引，
诸医莫能愈，甄权针肩髃一穴，令将弓箭

103

向垛射之，如故。

《针灸问对》选读
卷 之 上

或曰：病有在气分者，在血分者，不知针家亦分气与血否？

曰：气分血分之病，针家亦所当知，病在气分，游行不定，病在血分，沉着不移，以积块言之，腹中或上或下，或有或无者，是气分也。或在两胁，或在心下，或在脐上下左右，一定不移，以渐而长者，是血分也。以病风言之，或左足移于右足，或右手移于左手，移动不常者，气分也；或常在左足，或偏在右手，着而不走者，血分也。凡病莫不皆然，须知在气分者，上有病，下取之，下有病，上取之，在左取右，在右取左，在血分者，随其血之所在，应病取之，苟或血病泻气，气病泻血，是谓诛伐无过，咎将谁归？

或曰：形气病气，何以别之？

经曰：形气不足，病气有余，是邪胜也，急泻之。形气有余，病气不足，急补之。形气不足，病气不足，此阴阳俱不足也，不可刺之，刺之则重不足，老者绝灭，壮者不复矣。形气有余，病气有余，此阴阳俱有余也。急泻其邪，调其虚实。故曰：有余者泻之，不足者补之，此之谓也（夫形气者，气谓口鼻中呼吸也。形谓皮肉筋骨血脉也。形胜者，为有余，消瘦者，为不足，其气者，审口鼻中气，劳役如故，为气有余也。若喘息、气促、气短、或不足以息者，为不足。故曰：形气也，乃人之身形中气血也。当补当泻，不在于此，只在病来潮作之时，病气精神增添者，是病气有余，乃邪气胜也，急当写之。病来潮作之时，精神困穷，语言无力及懒语者，为病气不足，乃真气不足也，急当补之。若病人形气不足，病来潮作之时，病气亦不足，此阴阳俱不足

也。禁用针，宜补之以甘药。不已，脐下气
海穴取之）。

经曰：刺诸热者，如以手探汤，刺寒清
者，如人不欲行。阴有阳疾者，取之下陵，
三里，正往无殆，气下乃止，不下复始也。
疾高而内者，取之阴之陵泉，疾高而外者，
取之阳之陵泉。经曰：病在上者，阳也。病
在下者，阴也。痛者，阴也。以手按之不得
者，阴也，深刺之。痒者，阳也，浅刺之。
病先起阴者，先治其阴，后治其阳。病先起
阳者，先治其阳，后治其阴（病在上者，下
取之，在下者，上取之；病在头者，取之
足；在腰者，取之腘。病生于头者，头重；
生于手者，臂重；生于足者，足重。治病
者，先刺其病所从生者也）。

经曰：病始手臂者，先取手阳明，太阴
而汗出，病始头首者，先取项太阳而汗出。
病始足胫者，先取足阳明而汗出，足太阴
可汗出，足阳明可汗出。故取阴而汗出甚

者，止之于阳，取阳而汗出甚者，止之于阴。

或曰：有正经自病，有五邪所伤，针治亦当别乎？

经曰：忧愁思虑，则伤心；形寒饮冷，则伤肺；恚怒气逆，上而不下，则伤肝；饮食劳倦，则伤脾；久坐湿地，强力入水，则伤肾，此正经自病也。盖忧思喜怒，饮食动作之过，而致然也。风喜伤肝，暑喜伤心，饮食劳倦喜伤脾（劳倦亦自外至），寒喜伤肺，湿喜伤肾，此五邪所伤也。盖邪由外至，所谓外伤也。凡阴阳藏府，经络之气，虚实相等，正也。偏实偏虚，失其正，则为邪矣。由偏实也，故内邪得而生，由偏虚也，故外邪得而入（机按：经言凡病皆当辨别邪正内外虚实，然后施针补泻，庶不致误）。

或曰：伤寒刺期门穴者，何如？

曰：十二经始于手太阴之云门，以次

而传，终于足厥阴之期门。期门者，肝之募也，伤寒过经不解，刺之，使其不再传也。妇人经脉不调，热入血室，刺之，以其肝藏血也。胸满腹胀，肋下肥气，凡是木郁诸疾，莫不刺之，以其肝主病也。经云：穴直乳下两肋端。又曰：在不容傍一寸五分，古人说得甚明，今人不解用也。

卷之中

或曰：《指微赋》言养子时刻注穴者，谓逐时干旺气，注藏府井荥之法也。每一时辰相生养子五度，各注井荥俞经合五穴，昼夜十二时，气血行过六十俞穴也。假令甲日甲戌时，胆统气出窍阴穴为井（井木），流至小肠为荥，（火气）过前谷穴，注至胃为俞，（土气）过陷谷穴，并过本原丘墟穴，行至大肠为经，（金气）过阳溪穴，入于膀胱为合，（水气）入委中穴而终，是甲戌时，木火土金水相生，五度一时辰，流注五穴毕也。与《七韵》中所说，亦相通否？

曰：荣卫昼夜各五十度周于身，皆有常度，无太过，无不及，此平人也。为邪所中，则或速或迟，莫得而循其常度矣。今何公于《七韵》中谓井荣俞经合五穴，每一穴占一时，如甲日甲戌时，胆出窍阴；丙子时，流于小肠前谷；戊寅时，流于胃合谷，并过本原丘墟；庚辰时，行于大肠阳溪，壬午时，入于膀胱委中，再遇甲申时，注于三焦。六穴带本原，共十二穴，是一日一夜，气但周于此数穴也。且五脏五府于经，井荣俞经合，每一穴占一时，独三焦六穴占一时，包络五穴占一时，而《赋》乃言甲戌一时，木火土金水相生，五度一时，流注五穴毕，与《韵》中所语大不相合。《赋》与《韵》出于一人，何其言之决悟若是，不知不善于措辞耶！不知《赋》《韵》两不相通耶？《赋》注又言，昼夜十二时，血气行过六十俞穴，考其针刺定时昼夜周环六十首图，乃知一时辰相生养子五度之说矣。假如甲日甲戌时，甲，阳木也。故胆始窍阴木，木生前谷火，火生陷谷土，过丘墟原，土生阳溪金，金生委中水。再遇甲申时，注于三焦关冲、液门、中渚、阳池、支沟、天井六穴，不特甲戌时为然。一日之中，凡遇甲时，皆如甲戌时所注之穴也。又如乙日乙酉时，乙，阴木也。故肝始大敦木，木生少府火，火生太白土，土生经渠金，金生阴陵水，再遇乙未时，注于包络中冲、劳宫、大陵、间使、曲泽五穴，不特乙日乙酉时为然，一日之中，凡遇乙时，皆如乙酉时所注之穴也。

所注皆在本日本时本经，注于井穴，已后时辰，不注井穴，已前时辰，如癸日癸亥时，主肾注于井，次至甲子时，胆经所注，一如甲日甲戌时所注之穴也。次至乙丑时，肝经所注，一如乙日乙酉时所注之穴也。次至丙寅时，小肠所注，一如丙日丙申时所注之穴也。举此为例，余可类推。此所谓昼夜十二时，气血行过六十俞穴也。但与《七韵》所说不合，莫若删去《七韵》，祗存此说，庶免后人心蓄两疑，犹豫而不决也。虽然，二说俱与《素》《难》不合，无用其法，犹辨论之不置者，将使读者不待思索，一览即解其意矣。

或曰：今医用针，动辄以袖覆手，暗行指法，谓其法之神秘，弗轻示人，惟恐有能盗取其法者，不知果何法耶？

曰：《金针赋》十四法，与夫青龙摆尾等法，可谓已尽之矣。舍此而他，求法之神秘，吾未之信也。况此等法，证之于经，则有悖于经，质之于理，则有违于理。彼以为神，我以为诡；彼以为秘，我以为妄。固可以愚弄世人，实所以见鄙识者，古人有善，惟恐不能及人，今彼吝啬至此，法虽神秘，殆必神亦不佑，法亦不灵也，奚足尚哉。

或曰：今医置针于穴，略不加意，或谈

笑，或饮酒，半晌之间，又将针捻几捻，令呼几呼，仍复登筵，以足其欲，然后起针，果能愈病否乎？

曰：《经》云："凡刺之真，必先治神。"又云："手动若务，针耀而匀，静意视义，观适之变。"又云："如临深渊，手如握虎，神无营于众物。"又云："如待所贵，不知日暮。"凡此数说，敬乎怠乎。又云："虚之与实，若得若失，实之与虚，若有若无，谓气来实牢者为得，濡虚者为失，气来实牢濡虚，以随济迎夺而为得失也。"

又曰："有见如（如读为而）入，有见如出。盖谓入者，以左手按穴，待气已至，乃下针，针入候其气尽，乃出针也。"

又曰："既至也，量寒热而留疾，寒则留之，热则疾之，留者迟也，疾者速也。凡补者，按之迟留，泻者，提之疾速也。"

又曰："刺热厥者，留针反为寒；刺寒厥者，留针反为热。刺热厥者，二刺阴而一刺阳；刺寒厥者，二刺阳而一刺阴。"

机按：已上数条，此皆费而隐者也，敬者能之乎，怠者能之乎。古人所以念念在兹，不敢顷刻而怠忽者，惟恐虚实得失，而莫知寒热疾留而失宜也，因撮而辑之于此，庶使后学将以逞今之弊，而变今之习也欤？

卷 之 下

或曰：病有宜灸者，有不宜灸者，可得闻欤？

曰：大抵不可刺者，宜灸之。一则沉寒痼冷；二则无脉，知阳绝也；三则腹皮急而阳陷也。舍此三者，余皆不可灸，盖恐致逆也。

《针经》云：陷则灸之，天地间无他，唯阴与阳二气而已。阳在外、在上，阴在内、在下。今言陷下者，阳气下陷入阴血之中，是阴反居其上，而覆其阳，脉证俱见寒在外者，则灸之（夫病有邪气陷下者，有正气陷下者，邪气陷下者，是经虚气少邪入。故曰感虚乃陷下也，故诸邪陷下在经者，宜灸之。正气陷下，宜药升之，如补中益气之类)。

经曰：北方之人，宜灸焫也。为冬寒大旺，伏阳在内，皆宜灸之，以至理论，则肾主藏，藏阳气在内，冬三月，主闭藏是也。若太过则病，固宜灸焫，此阳明陷入阴水之中是也。

机按：《素》《难》诸书，皆言阳气陷下者，脉沉迟也。脉证俱见寒在外者，冬月阴寒大旺，阳明陷入阴水之中者，并宜灸之。设脉浮者，阳气散于肌表者，皆不宜灸。丹溪亦曰：夏月阳气尽浮于表，今医灼艾，多在夏月，宁不犯火逆之戒乎？或者因火而生热胀、发黄、腰痹、咽燥、唾血者，往往有之，尚不知为火逆所致，宁甘心于命运所遭，悲夫！经曰：春夏养阳，以火养阳，安有是理，论而至是，虽愚亦当有知者焉。

或曰：灸有补泻乎？

《经》曰：以火补者，无吹其火，须自灭也。以火泻者，疾吹其火，传其艾，须其火灭也。虞氏曰：灸法不问虚实寒热，悉令灸之，亦有补泻乎？曰：虚者灸之，使火气以助元气也。实者灸之，使实邪随火气而发散也。寒者灸之，使其气复温也。热者灸之，引郁热之气外发，火就燥之义也。

《针灸大成》选读
经络迎随设为问答

问：经脉有奇经八脉。

《难经》云：脉有奇经八脉者，不拘于十二经，何谓也？然有阳维、有阴维、有阳跷、有阴跷、有冲、有任、有督、有带之脉。凡此八脉，皆不拘于经，故曰：奇经八脉也。经有十二，络有十五，凡二十七，气相随上下，何独不拘于经也？然，圣人图设沟渠，通利水道，以备不然，天雨降下，钩渠溢满，当此之时，霶霈妄行，圣人不能复图也。此络脉满溢，诸经不能复拘也。

问：经络。

答曰：经脉十二，络脉十五，外布一身，为血气之道路也。其源内根于肾，乃生命之本也。根在内而布散于外，犹树木之有根本，若伤其根本，则枝叶亦病矣。苟邪气自外侵之，伤其枝叶，则亦累其根本矣。或病发内生，则其势必然，故言五脏之道，皆出经隧，以行血气，经为正经，络为支络，血气不和，百病乃生。但一经精气不足，便不和矣。

问：候气之法何如？

答曰：用针之法，候气为先，须用左指，闭其穴门，心无内慕，如待贵人，伏如横弩，起若发机。若气不至，或虽至如慢，然后转针取之。转针之法，令患人吸气，先左转针，不至，左右一提也。更不至者，用男内女外之法，男即轻手按穴，谨守勿内；

女即重手按穴，坚拒勿出。所以然者，持针居内是阴部，持针居外是阳部，浅深不同，左手按穴，是要分明。只以得气为度，如此而终不至者，不可治也。若针下气至，当察其邪正，分其虚实。《经》言：邪气来者紧而疾，谷气来者徐而和，但濡虚者即是虚，但牢实者即是实。此其诀也。

问：补针之要法。

答曰：补针之法，左手重切十字缝纹，右手持针于穴上，次令病人咳嗽一声，随咳进针，长呼气一口，刺入皮三分。针手经络者，效春夏停二十四息。针足经络者，效秋冬停三十六息。催气针沉，行九阳之数，捻九撅九，号曰天才。少停呼气二口，徐徐刺入肉三分，如前息数足，又觉针沉紧，以生数行之，号曰人才。少停呼气三口，徐徐又插至筋骨之间三分，又如前息数足，复觉针下沉涩，再以生数行之，号曰地才。再推进一豆，谓之按，为截，为随也。此为极处，静以久留，却须退针至人部，又待气沉紧时，转针头向病所，自觉针下热，虚赢痒麻，病势各散，针下微沉后，转针头向上，插进针一豆许，动而停之，吸之乃去，徐入徐出，其穴急扪之。岐伯曰：下针贵迟，太急伤血，出针贵缓，太急伤气。正谓针之不伤于荣卫也。是则进退往来，飞经走气，尽于斯矣。

问：泻针之要法。

凡泻针之法，左手重切十字纵纹三次，右手持针于穴上，次令病人咳嗽一声，随咳进针，插入三分，刺入天部，少停直入地部，提退一豆，得气沉紧，搓拈不动，如前息数尽，行六阴之数，捻六摄六，吸气三口回针，提出至人部，号曰地才。又待气至针沉，如前息数足，以成数行之，吸气二口回针，提出至天部，号曰人才。又待气至针沉，如前息数足，以成数行之，吸气回针，提出至皮间，号曰天才。退针一豆，谓之提，为担、为迎也。此为极处，静以久留，仍推进人部，待针沉紧气至，转针头向病所，自觉针下冷，寒热痛痒，病势各退，针下微松，提针一豆许，摇而停之，呼之乃去，疾入徐出，其穴不闭也。

问：补泻得宜。

答曰：大略补泻无逾三法。

一则诊其脉之动静。假令脉急者，深纳而久留之；脉缓者，浅纳而疾发针；脉大者，微出其气；脉滑者，疾发针而浅纳之；脉涩者，必得其脉，随其逆顺久留之，必先按而循之，已发针，疾按其穴，勿出其血；脉小者，饮之以药。

二则随其病之寒热。假令恶寒者，先令得阳气入阴之分，次乃转针退到阳分，令患人鼻吸口呼，谨按生成气息数足，阴气隆至，针下觉寒，其人自清凉矣。又有病道远者，必先使气直到病所，寒即进针少许，热即退针少许，然后却用生成息数治之。

三则随其诊之虚实。假令形有肥有瘦，身有痛有麻痒，病作有盛有衰，穴下有牢有濡，皆虚实之诊也。若在病所，用别法取之，转针向上气自上，转针向下气自下，转针向左气自左，转针向右气自右，徐推其针气自往，微引其针气自来，所谓推之则前，引之则止，徐往微来以除之，是皆欲攻其邪气而已矣。

《肘后备急方》选读
治中风诸急方第十九

治卒中急风，闷乱欲死方。灸两足大趾下横纹中，随年壮。又别有续命汤。若毒急不得行者，内筋急者，灸内踝；外筋急者，灸外踝上，二十壮。若有肿痹虚者，取白蔹二分，附子一分，捣，服半刀圭，每日可三服。若眼上睛垂者，灸目两眦后，三壮。若不识人者，灸季胁、头，各七壮。此胁小肋屈头也。不能语者，灸第二槌或第五槌上，五十壮。又别有不得语方，在后篇中矣。又方，豉、茱萸各一升，水五升，煮取二升，稍稍服。若眼反口襟，腹中切痛者，灸阴囊下第一横理，十四壮。又别有服膏之方。

治风毒脚弱痹满上气方第二十一

脚气之病，先起岭南，稍来江东，得之无渐，或微觉疼痹，或两胫小满，或行起忽弱，或小腹不仁，或时冷时热，皆其候也。不即治，转上入腹，便发气，则杀人。治之多用汤、酒、摩膏，种数既多，不但一剂，今只取单效，用兼灸法。

其灸法孔穴亦甚多，恐人不能悉皆知处，今止疏要者，必先从上始，若直灸脚，气上不泄则危矣。先灸大椎，在项上大节高起者，灸其上面一穴耳。若气，可先灸百会五十壮，穴在头顶凹中也。肩井各一百壮，在两肩小近头凹处，指捏之，安令正得中穴耳。次灸膻中，五十壮，在胸前两边对乳胸厌骨解间，指按觉气翕翕尔是也，一云正胸中一穴也。次灸巨阙，在心厌尖尖四下一寸，以寸度之。凡灸以上部五穴，亦足治其气。若能灸百会、风府、胃管及五脏俞，则益佳，视病之宽急耳。诸穴出《灸经》，不可具载之。次乃灸风市百壮，在两髀外，可平倚垂手直掩髀上，当中指头大筋上，捻之，自觉好也。次灸三里二百壮，以病患手横掩，下并四指，名曰一夫，指至膝头骨下，指中节是其穴，附胫骨外边，捻之，凹凹然也。次灸上廉一百壮，又在三里下一夫。次灸下廉一百壮，又在上廉下一夫。次灸绝骨二百壮，在外踝上三寸余，指端取踝骨上际，屈指头四寸便是，与下廉颇相对，分间二穴也。此下一十八穴，并是要穴，余伏兔、犊鼻穴，凡灸此壮数，不必顿毕，三日中报灸合尽。

治痈疽□乳诸毒肿方第三十六

灸肿令消法。取独颗蒜，横截厚一分，安肿头上，炷如梧桐子大，灸蒜上百壮，不觉消，数数灸，唯多为善。勿令大热，但觉痛即擎起蒜，蒜燋，更换用新者，不用灸损皮肉。如有体干，不须灸。余尝小腹下患大肿，灸即差，每用之，则可大效也。

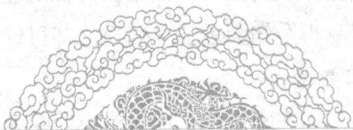

第七章 《濒湖脉学》选读

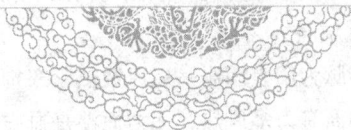

浮 脉

体状诗：

浮脉唯从肉上行，如循榆荚似毛轻，
三秋得令知无恙，久病逢之却可惊。

相类诗：

浮如木在水中浮，浮大中空乃是芤，
拍拍而浮是洪脉，来时虽盛去悠悠。
浮脉轻平似捻葱，虚来迟大豁然空，
浮而柔细方为濡，散似杨花无定踪。

主病诗：

浮脉为阳表病居，迟风数热紧寒拘，
浮而有力多风热，无力而浮是血虚。
寸浮头痛眩生风，或有风痰聚在胸，
关上土衰兼木旺，尺中溲便不流通。

沉 脉

体状诗：

水行润下脉来沉，筋骨之间软滑匀，

女子寸兮男子尺，四时如此号为平。

相类诗：

沉帮筋骨自调匀，伏则推筋着骨寻，
沉细如绵真弱脉，弦长实大是牢形。

主病诗：

沉潜水蓄阴经病，数热迟寒滑有痰，
无力而沉虚与气，沉而有力积并寒。
寸沉痰郁水停胸，关主中寒痛不通，
尺部浊遗并泻痢，肾虚腰及下元痛。

迟 脉

体状诗：

迟来一息至唯三，阳不胜阴气血寒，
但把浮沉分表里，消阴须益火之原。

相类诗：

脉来三至号为迟，小快于迟作缓持，
迟细而难知是涩，浮而迟大以虚推。

主病诗：

迟司脏病或多痰，沉痼癥瘕仔细看，

有力而迟为冷痛，迟而无力定虚寒。
寸迟必是上焦寒，关主中寒痛不堪，
尺是肾虚腰脚重，溲便不禁疝牵丸。

数　脉

体状诗：

数脉息间常六至，阴微阳盛必狂烦，
浮沉表里分虚实，唯有儿童作吉看。

相类诗：

数比平人多一至，紧来如数似弹绳，
数而时止名为促，数在关中动脉形。

主病诗：

数脉为阳热可知，只将君相火来医，
实宜凉泻虚温补，肺病秋深却畏之。
寸数咽喉口舌疮，吐红咳嗽肺生疡，
当关胃火并肝火，尺属滋阴降火汤。

滑 脉

体状诗：

滑脉如珠替替然，往来流利却还前。

相类诗：

莫将滑数为同类，数脉惟看至数间。

主病诗：

滑脉为阳元气衰，痰生百病食生灾，

上为吐逆下蓄血，女脉调时定有胎。

寸滑咽痰生呕吐，吞酸舌强或咳嗽，

当关宿食肝脾热，渴痢癫淋看尺部。

涩 脉

体状诗：

细迟短涩往来难，散止依稀应指间，

如雨沾沙容易散，病蚕食叶慢而艰。

相类诗：

参伍不调名曰涩，轻刀刮竹短而难，

微似秒芒微软甚，浮沉不别有无间。

主病诗：

涩缘血少或伤精，反胃亡阳汗雨淋，
寒湿入营为血痹，女人非孕即无经。
寸涩心虚痛对胸，胃虚胁胀察关中，
尺为精血俱伤候，肠结溲淋或下红。

虚　脉

体状诗：

举之迟大按之松，脉状无涯类谷空。

相类诗：

莫把芤虚为一例，芤来浮大似慈葱。

主病诗：

脉虚身热为伤暑，自汗怔忡惊悸多，
发热阴虚须早治，养营益气莫蹉跎。
血不荣心寸口虚，关中腹胀食难舒，
骨蒸痿痹伤精血，却在神门两部居。

实 脉

体状诗：

浮沉皆得大而长，应指无虚幅幅强，

热蕴三焦成壮火，通肠发汗始安康。

相类诗：

实脉浮沉有力强，紧如弹索转无常，

须知牢脉帮筋骨，实大微弦更带长。

主病诗：

实脉为阳火郁成，发狂谵语吐频频，

或为阳毒或伤食，大便不通或气疼。

寸实应知面热风，咽疼舌强气填胸，

当关脾热中宫满，尺实腰肠痛不通。

长 脉

体状诗：

过于本位脉名长，弦则非然但满张。

相类诗：

弦脉与长争较远，良工尺度自能量。

主病诗：

长脉迢迢大小匀，反常为病似牵绳，

若非阳毒癫痫病，即是阳明热势深。

短 脉

体状诗：

两头缩缩名为短，涩短迟迟细且难。

相类诗：

短涩而浮秋喜见，三春为贼有邪干。

主病诗：

短脉惟于尺寸寻，短而滑数酒伤神，

浮为血涩沉为痞，寸主头痛尺腹痛。

洪 脉

体状诗：

脉来洪盛去还衰，满指滔滔应夏时，

若在春秋冬月分，升阳散火莫狐疑。

相类诗：

洪脉来时拍拍然，去衰来盛似波澜，

欲知实脉参差处，举按弦长幅幅坚。

主病诗：

脉洪阳盛血应虚，相火炎炎热病居，

胀满胃翻须早治，阴虚泄痢可踌躇。

寸洪心火上焦炎，肺脉洪时金不堪，

肝火胃虚关内察，肾虚阴火尺中看。

微 脉

体状诗：

微脉轻微瞥瞥乎，按之欲绝有如无。

相类诗：

微为阳弱细阴弱，细比于微略较粗。

主病诗：

气血微兮脉亦微，恶寒发热汗淋漓，

男为劳极诸虚候，女作崩中带下医。

寸微气促或心惊，关脉微时胀满形，

尺部见之精血弱，恶寒消瘅痛呻吟。

紧　脉

体状诗：

举如转索切如绳，脉象因之得紧名，
总是寒邪来作寇，内为腹痛外身疼。

相类诗：

见弦、实脉。

主病诗：

紧为诸痛主于寒，喘咳风痫吐冷痰，
浮紧表寒须发越，紧沉温散自然安。
寸紧人迎气口分，当关心腹痛沉沉，
尺中有紧为阴冷，定是奔豚与疝疼。

缓　脉

体状诗：

缓脉阿阿四至通，柳梢袅袅飐轻风，
欲从脉里求神气，只在从容和缓中。

相类诗：

见迟脉。

主病诗：

缓脉营衰卫有余，或风或湿或脾虚，

上为项强下痿痹，分别浮沉大小区。

寸缓风邪项背拘，关为风眩胃家虚，

神门濡泄或风秘，或是蹒跚足力迂。

芤　脉

体状诗：

芤形浮大轻如葱，边实须知内已空，

火犯阳经血上溢，热侵阴络下流红。

相类诗：

中空旁实乃为芤，浮大而迟虚脉呼，

芤更带弦名曰革，芤为失血革血虚。

主病诗：

寸芤积血在于胸，关里逢芤肠胃痛，

尺部见之多下血，赤淋红痢漏崩中。

弦 脉

体状诗：

弦脉迢迢端直长，肝经木旺土应伤，
怒气满胸常欲叫，翳蒙瞳子泪淋浪。

相类诗：

弦来端直似丝弦，紧则如绳左右弹，
紧言其力弦言象，牢脉弦长沉伏间。

主病诗：

弦应东方肝胆经，饮痰寒热疟缠身，
浮沉迟数须分别，大小单双有重轻。
寸弦头痛膈多痰，寒热癥瘕察左关，
关右胃寒心腹痛，尺中阴疝脚拘挛。

革 脉

体状诗：

革脉形如按鼓皮，芤弦相合脉寒虚。

相类诗：

见芤、牢脉。

主病诗：

女人半产并崩漏，男子营虚或梦遗。

牢 脉

体状诗：

弦长实大脉牢坚，牢位常居沉伏间。

相类诗：

革脉芤弦自浮起，革虚牢实要详看。

主病诗：

寒则牢坚里有余，腹心寒痛木乘脾，

疝㿗癥瘕何愁也，失血阴虚却忌之。

濡 脉

体状诗：

濡形浮细按须轻，水面浮绵力不禁，

病后产中犹有药，平人若见是无根。

相类诗：

浮而柔细知为濡，沉细而柔作弱持，

微则浮微如欲绝，细来沉细近于微。

主病诗：

濡为亡血阴虚病，髓海丹田暗已亏，

汗雨夜来蒸入骨，血山崩倒湿侵脾。

寸濡阳微自汗多，关中其奈气虚何，

尺伤精血虚寒甚，温补真阴可起疴。

弱　脉

体状诗：

弱来无力按之柔，柔细而沉不见浮，

阳陷入阴精血弱，白头犹可少年愁。

相类诗：

见濡脉。

主病诗：

弱脉阴虚阳气衰，恶寒发热骨筋痿，

多惊多汗精神减，益气调营急早医。

寸弱阳虚病可知，关为胃弱与脾衰，

欲求阳陷阴虚病，须把神门两部推。

散 脉

体状诗：

散似杨花散漫飞，去来无定至难齐，

产为生兆胎为堕，久病逢之不必医。

相类诗：

散脉无拘散漫然，濡来浮细水中绵，

浮而迟大为虚脉，芤脉中空有两边。

主病诗：

左寸怔忡右寸汗，溢饮左关应软散，

右关软散胻胕肿，散居两尺魂应断。

细 脉

体状诗：

细来累累细如丝，应指沉沉无绝期，

春夏少年俱不利，秋冬老弱却相宜。

相类诗：

见微、濡脉。

主病诗:

细脉萦萦血气衰,诸虚劳损七情乖,
若非湿气侵腰肾,即是伤精汗泄来。
寸细应知呕吐频,入关腹胀胃虚形,
尺逢定是丹田冷,泄痢遗精号脱阴。

伏　脉

体状诗:

伏脉推筋着骨寻,指间才动隐然深,
伤寒欲汗阳将解,厥逆脐疼证属阴。

相类诗:

见沉脉。

主病诗:

伏为霍乱吐频频,腹痛多缘宿食停,
蓄饮老痰成积聚,敞寒温里莫因循。
食郁胸中双寸伏,欲吐不吐常兀兀,
当关腹痛困沉沉,关后疝疼还破腹。

动 脉

体状诗:

动脉摇摇数在关，无头无尾豆形团，

其原本是阴阳搏，虚者摇兮胜者安。

主病诗:

动脉专司痛与惊，汗因阳动热因阴，

或为泄痢拘挛病，男子亡精女子崩。

促 脉

体状诗:

促脉数而时一止，此为阳极欲亡阴，

三焦郁火炎炎盛，进必无生退可生。

相类诗:

见代脉。

主病诗:

促脉唯将火病医，其因有五细推之，

时时喘咳皆痰积，或发狂斑与毒疽。

结　脉

体状诗：

结脉缓而时一止，独阴偏胜欲亡阳，
浮为气滞沉为积，汗下分明在主张。

相类诗：

见代脉。

主病诗：

结脉皆因气血凝，老痰结滞苦呻吟，
内生积聚外痈肿，疝瘕为殃病属阴。

代　脉

体状诗：

动而中止不能还，复动因而作代看，
病者得之犹可疗，平人却与寿相关。

相类诗：

数而时止名为促，缓止须将结脉呼，
止不能回方是代，结生代死自殊途。

主病诗：

代脉原因脏气衰，腹痛泄痢下元亏，

或为吐泻中宫病，女子怀胎三月兮。

经脉与脉气

脉乃血脉，气血之先，血之隧道，气息应焉。

其象法地，血之府也，心之合也，皮之部也。

资始于肾，资生于胃，阳中之阴，本乎营卫。

营者阴血，卫者阳气，营行脉中，卫行脉外。

脉不自行，随气而至，气动脉应，阴阳之义。

气如橐籥，血如波澜，血脉气息，上下循环。

十二经中，皆有动脉，惟手太阴，寸口取决。

此经属肺，上系吭嗌，脉之大会，息之出入。

一呼一吸，四至为息，日夜一万，三千五百。

一呼一吸，脉行六寸，日夜八百，十丈为准。

部位、诊法

初持脉时，令仰其掌，掌后高骨，是谓关上。

关前为阳，关后为阴，阳寸阴尺，先后推寻。

心肝居左，肺脾居右，肾与肺门，居两尺部。
魂魄谷神，皆见寸口，左主司官，右主司府。
左大顺男，右大顺女，本命扶命，男左女右。
关前一分，人命之上，左为人迎，右为气口。
神门决断，两在关后，人无二脉，病死不愈。
男女脉同，惟尺则异，阳弱阴盛，反此病至。
脉有七诊，日浮中沉，上下左右，消息求寻。
又有九候，举按轻重，三部浮沉，各候五动。
寸候胸上，关候膈下，尺候于脐，下至跟踪。
左脉候左，右脉候右，病随所在，不病者否。

五脏平脉

浮为心肺，沉为肾肝，脾胃中州，浮沉之间。
心脉之浮，浮大而散，肺脉之浮，浮涩而短。
肝脉之沉，沉而弦长，肾脉之沉，沉实而濡。
脾胃属土，脉宜和缓，命为相火，左寸同断。
春弦夏洪，秋毛冬石，四季和缓，是谓平脉。
太过实强，病生于外，不及虚微，病生于内。
春得秋脉，死在金日，五脏准此，推之不失。

四时百病，胃气为本，脉贵有神，不可不审。

辨脉提纲

调停自气，呼吸定息，四至五至，平和之则。
三至为迟，迟则为冷，六至为数，数即热证。
转迟转冷，转数转热，迟数既明，浮沉当别。
浮沉迟数，辨内外因，外因于天，内因于人。
天有阴阳，风雨晦冥，人喜怒忧，思悲恐惊。
外因之浮，则为表证，沉里迟阴，数则阳盛。
内因之浮，虚风所为，沉气迟冷，数热何疑。
浮数表热，沉数里热，浮迟表虚，沉迟冷结。
表里阴阳，风气冷热，辨内外因，脉证参别。
脉理浩繁，总括于四，既得提纲，引申触类。

诸脉形态

浮脉法天，轻手可得，泛泛在上，如水漂木。
有力洪大，来盛去悠，无力虚大，迟而且柔。
虚甚则散，涣漫不收，有边无中，其名曰芤。
浮小为濡，绵浮水面，濡甚则微，不任寻按。

沉脉法地，近于筋骨，深深在下，沉极为伏。
有力为牢，实大弦长，牢甚则实，愊愊而强。
无力为弱，柔小如绵，弱甚则细，如珠丝然。
迟脉属阴，一息三至，小驶于迟，缓不及四。
二损一败，病不可治，两息夺精，脉已无气。
浮大虚散，或见芤革，浮小濡微，沉小细弱。
迟细为涩，往来极难，易散一止，止而复还。
结则来缓，止而复来，代则来缓，止不能回。
数脉属阳，六至一息，七疾八极，九至为脱。
浮大者洪，沉大牢实，往来流利，是谓之滑。
有力为紧，弹如转索，数见寸口，有止为促。
数见关中，动脉可候，厥厥动摇，状如小豆。
长则气治，过于本位，长而端直，弦脉应指。
短则气病，不能满部，不见于关，惟尺寸候。

诸脉主病

一脉一形，各有主病，数脉相兼，则见诸证。
浮脉主表，里必不足，有力风热，无力血弱。
浮迟风虚，浮数风热，浮紧风寒，浮缓风湿。

浮虚伤暑，浮芤失血，浮洪虚火，浮微劳极。

浮濡阴虚，浮散虚剧，浮弦痰饮，浮滑痰热。

沉脉主里，主寒主积，有力痰食，无力气郁。

沉迟虚寒，沉数热伏，沉紧冷痛，沉缓水蓄。

沉牢痼冷，沉实热极，沉弱阴虚，沉细痹湿。

沉弦饮痛，沉滑宿食，沉伏吐利，阴毒聚积。

迟脉主脏，阳气伏潜，有力为痛，无力虚寒。

数脉主腑，主吐主狂，有力为热，无力为疮。

滑脉主痰，或伤于食，下为蓄血，上为吐逆。

涩脉少血，或中毒湿，反胃结肠，自汗厥逆。

弦脉主饮，病属胆肝，弦数多热，弦迟多寒。

浮弦支饮，沉弦悬饮，阳弦头痛，阴弦腹痛。

紧脉主寒，又主诸痛，浮紧表寒，沉紧里痛。

长脉气平，短脉气病，细则气少，大则病进。

浮长风痫，沉短宿食，血虚脉虚，气实脉实。

洪脉为热，其阴则虚，细脉为湿，其血则虚。

缓大者风，缓细者湿，缓涩血少，缓滑内热。

濡小阴虚，弱小阳竭，阳竭恶寒，阴虚发热。

阳微恶寒，阴微发热，男微虚损，女微泻血。

阳动汗出，阴动发热，为痛为惊，崩中失血。
虚寒相搏，其名曰革，男子失精，女子失血。
阳盛则促，肺痈阳毒，阳盛则结，疝瘕积郁。
代则气衰，或泄脓血，伤寒心悸，女胎三月。

杂病脉象

脉之主病，有宜不宜，阴阳顺逆，凶吉可推。
中风浮缓，急实则忌，浮滑中痰，沉迟中气。
尸厥沉滑，卒不知人，入脏身冷，入腑身温。
风伤于卫，浮缓有汗，寒伤于营，浮紧无汗。
暑伤于气，脉虚身热，湿伤于血，脉缓细涩。
伤寒热病，脉喜浮洪，沉微涩小，证反必凶。
汗后脉静，身凉则安，汗后脉躁，热甚必难。
阳病见阴，病必危殆，阴病见阳，虽困无害。
上不至关，阴气已竭，代脉止歇，脏绝倾危。
散脉无根，形损难医，饮食内伤，气口急滑。
劳倦年伤，脾脉大弱，欲知是气，下手脉沉。
沉极则伏，涩弱久深，火郁多沉，滑痰紧食。
气涩血芤，数火细湿，滑主多痰，弦主留饮。

热则滑数，寒则弦紧，浮滑兼风，沉滑兼气。

食伤短疾，湿留濡细，疟脉自弦，弦数者热。

弦迟者寒，代散者折，泄泻下痢，沉小滑弱。

实大浮洪，发热则恶，呕吐反胃，浮滑者昌。

弦数紧涩，结肠者亡，霍乱之候，脉代勿讶。

厥逆迟微，是则可怕，咳嗽多浮，聚肺关胃。

沉紧小危，浮濡易治，喘急息肩，浮滑者顺。

沉涩肢寒，散脉逆证，病热有火，洪数可医。

沉微无火，无根者危，骨蒸发热，脉数而虚。

热而涩小，必殒其躯，劳极诸虚，浮软微弱。

土败双弦，火炎急数，诸病失血，脉必见芤。

缓小可喜，数大可忧，瘀血内蓄，却宜牢大。

沉小涩微，反成其害，遗精白浊，微涩而弱。

火盛阴虚，芤濡洪数，三消之脉，浮大者生。

细小微涩，形脱可惊，小便淋闭，鼻头色黄。

涩小无血，数大何妨，大便燥结，须分气血。

阳数而实，阴迟而迟，癫乃重阴，狂乃重阳。

浮洪吉兆，沉急凶殃，痫脉宜虚，实急者恶。

浮阳沉阴，滑痰数热，喉痹之脉，数热迟寒。

缠喉走马，微伏则难，诸风眩晕，有火有痰。
左涩死血，右大虚看，头痛多弦，浮风紧寒。
热洪湿细，缓滑厥痰，气虚弦软，血虚微涩。
肾厥弦坚，真痛短涩，心腹之痛，其类有九。
细迟从吉，浮大延久，疝气弦急，积聚在里。
牢急者生，弱急者死，腰痛之脉，多沉而弦。
兼浮者风，兼紧者寒，弦滑痰饮，濡细肾着。
大乃肾虚，沉实闪肭，脚气有四，迟寒数热。
浮滑者风，濡细者湿，痿病肺虚，脉多微缓。
或涩或紧，或细或软，风寒湿气，合而为痹。
浮涩而紧，三脉乃备，五疸实热，脉必洪数。
涩微属虚，切忌发渴，脉得诸沉，责其有水。
浮气与风，沉石或里，沉数为阳，沉迟为阴。
浮大出厄，虚小可惊，胀满脉弦，土制于木。
湿热数洪，阴寒迟弱，浮为虚满，紧则中实。
浮大可治，虚小危极，五脏为积，六腑为聚。
实强者生，沉细者死，中恶腹胀，紧细者生。
脉若浮大，邪气已深，痈疽浮散，恶寒发热。
若有痛处，痈疽所发，脉数发热，而痛者阳。

不数不热，不疼阴疮，未溃痈疽，不怕洪大。
已溃痈疽，洪大可怕，肺痈已成，寸数而实。
肺痿之形，数而无力，肺痈色白，脉宜短涩。
不宜浮大，唾糊呕血，肠痈实热，滑数可知。
数而不热，关脉芤虚，微涩而紧，未脓当下。
　　　　紧数脓成，切不可下。

妇儿脉法

妇人之脉，以血为本，血旺易胎，气旺难孕。
少阴动甚，谓之有子，尺脉滑利，妊娠可喜。
滑疾不散，胎必三月，但疾不散，五月可别。
左疾为男，右疾为女，女腹如箕，男腹如釜。
欲产之脉，其至离经，水下乃产，未下勿惊。
新产之脉，缓滑为吉，实大弦牢，有证则逆。
小儿之脉，七至为平，更察色证，与虎口纹。

奇经八脉诊法

奇经八脉，其诊又别，直上直下，浮则为督。
牢则为冲，紧则任脉，寸左右弹，阳跷可决。

尺左右弹，阴跷可别，关左右弹，带脉当决。
尺外斜上，至寸阴维，尺内斜上，至寸阳维。
督脉为病，脊强癫痫，任脉为病，七疝瘕坚。
冲脉为病，逆气里急，带主带下，脐痛精失。
阳维寒热，目眩僵仆，阴维心痛，胸胁刺筑。
阳跷为病，阳缓阴急，阴跷为病，阴缓阳急。
癫痫瘛疭，寒热恍惚，八脉脉证，各有所属。
平人无脉，移于外络，兄位弟乘，阳溪列缺。

真脏绝脉

病脉既明，吉凶当别，经脉之外，又有真脉。
肝绝之脉，循刃责责，心绝之脉，转豆躁疾。
脾则雀啄，如屋之漏，如水之流，如杯之覆。
肺绝如毛，无根萧索，麻子动摇，浮波之合。
肾脉将绝，至如省客，来如弹石，去如解索。
命脉将绝，虾游鱼翔，至如涌泉，绝在膀胱。
真脉既形，胃已无气，参察色证，断之以臆。

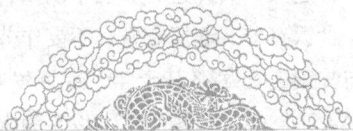

第八章 《黄帝内经》选读

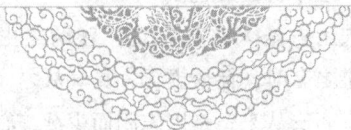

上古天真论

选自《黄帝内经·素问》第一篇

上古之人，其知道者，法于阴阳，和于术数，食饮有节，起居有常，不妄作劳，故能形与神俱，而尽终其天年，度百岁乃去。今时之人不然也，以酒为浆，以妄为常，醉以入房，以欲竭其精，以耗散其真，不知持满，不时御神，务快其心，逆于生乐，起居无节，故半百而衰也。

夫上古圣人之教下也，皆谓之虚邪贼风，避之有时，恬惔虚无，真气从之，精神内守，病安从来？是以志闲而少欲，心安而不惧，形劳而不倦，气从以顺，各从其欲，皆得所愿。故美其食，任其服，乐其俗，高下不相慕，其民故曰朴。是以嗜欲不能劳其目，淫邪不能惑其心，愚智贤不肖，不惧于物，故合于道。所以能年皆度百岁，而动作不衰者，以其德全不危也。

女子七岁，肾气盛，齿更发长；二七而天癸至，任脉通，太冲脉盛，月事以时下，故有子；三七，肾气平均，故真牙生而长极；四七，筋骨坚，发长极，身体盛壮；五七，阳明脉衰，面始焦，发始堕；六七，三阳脉衰于上，面皆焦，发始白；七七，任脉虚，太冲脉衰少，天癸竭，地道不通，故形坏而无子也。丈夫八岁，肾气实，发长齿更；二八，肾气盛，天癸至，精气溢泻，阴阳和，故能有子；三八，肾气平均，筋骨劲强，故真牙生而长极；四八，筋骨隆盛，肌肉满壮；五八，肾气衰，发堕齿槁；六八，阳气衰竭于上，面焦，发鬓颁白；七八，肝气衰，筋不能动，天癸竭，精少，肾藏衰，形体皆极；八八，则齿发去。肾者主水，受五脏六腑之精而藏之，故五脏盛，乃能泻。今五脏皆衰，筋骨解堕，天癸尽矣。故发鬓白，身体重，行步不正，而无子耳。

四气调神大论

选自《黄帝内经·素问》第二篇

是故圣人不治已病治未病，不治已乱治未乱，此之谓也。夫病已成而后药之，乱已成而后治之，譬犹渴而穿井，斗而铸锥，不亦晚乎？

生气通天论

选自《黄帝内经·素问》第三篇

阳气者，若天与日，失其所则折寿而不彰，故天运当以日光明，是故阳因而上，卫外者也。

阳气者，烦劳则张，精绝。辟积于夏，使人煎厥。目盲不可以视，耳闭不可以听，溃溃乎若坏都，汩汩乎不可止。阳气者，大怒则形气绝，而血菀于上，使人薄厥。有伤于筋，纵，其若不容，汗出偏沮，使人偏枯。汗出见湿，乃生痤痱。膏粱之变，足生大丁，受如持虚。劳汗当风，寒薄为皶，郁乃痤。

阴者，藏精而起亟也；阳者，卫外而为固也。

阴平阳秘，精神乃治；阴阳离决，精气乃绝。

阴之所生，本在五味，阴之五宫，伤在五味。

金匮真言论

选自《黄帝内经·素问》第四篇

故春善病鼽衄，仲夏善病胸胁，长夏善病洞泄寒中，秋善病风疟，冬善病痹厥。

阴中有阴，阳中有阳。平旦至日中，天之阳，阳中之阳也；日中至黄昏，天之阳，阳中之阴也；合夜至鸡鸣，天之阴，阴中之阴也；鸡鸣至平旦，天之阴，阴中之阳也。故人亦应之。

故背为阳，阳中之阳，心也；背为阳，

阳中之阴，肺也；腹为阴，阴中之阴，肾也；腹为阴，阴中之阳，肝也；腹为阴，阴阴中之至阴，脾也。此皆阴阳、表里、内外、雌雄相输应也，故以应天之阴阳也。

阴阳应象大论

选自《黄帝内经·素问》第五篇

阴阳者，天地之道也，万物之纲纪，变化之父母，生杀之本始，神明之府也，治病必求于本。故积阳为天，积阴为地。阴静阳躁，阳生阴长，阳杀阴藏。阳化气，阴成形。寒极生热，热极生寒；寒气生浊，热气生清；清气在下，则生飧泄，浊气在上，则生䐜胀，此阴阳反作，病之逆从也。

地气上为云，天气下为雨；雨出地气，云出天气。故清阳出上窍，浊阴出下窍；清阳发腠理，浊阴走五脏；清阳实四支，浊阴归六腑。

阴味出下窍，阳气出上窍。味厚者为

阴，薄为阴之阳；气厚者为阳，薄为阳之阴。

气味辛甘发散为阳，酸苦涌泄为阴。阴胜则阳病，阳胜则阴病。阳胜则热，阴胜则寒。重寒则热，重热则寒。

天有四时五行，以生长收藏，以生寒暑燥湿风。人有五脏化五气，以生喜怒悲忧恐。故喜怒伤气，寒暑伤形。暴怒伤阴，暴喜伤阳。厥气上行，满脉去形。喜怒不节，寒暑过度，生乃不固。故重阴必阳，重阳必阴。故曰：冬伤于寒，春必温病；春伤于风，夏生飧泄；夏伤于暑，秋必痎疟；秋伤于湿，冬生咳嗽。

天地者，万物之上下也；阴阳者，血气之男女也；左右者，阴阳之道路也；水火者，阴阳之征兆也；阴阳者，万物之能始也。故曰：阴在内，阳之守也；阳在外，阴之使也。

病之始起也，可刺而已；其盛，可待衰

而已。故因其轻而扬之；因其重而减之；因其衰而彰之。形不足者，温之以气；精不足者，补之以味。其高者，因而越之；其下者，引而竭之；中满者，泻之于内；其有邪者，渍形以为汗；其在皮者，汗而发之，其彪悍者，按而收之；其实者，散而泻之。审其阴阳，以别柔刚，阳病治阴，阴病治阳；定其血气，各守其乡，血实宜决之，气虚宜掣引之。

阴阳离合论

选自《黄帝内经·素问》第六篇

阴阳者，数之可十，推之可百；数之可千，推之可万；万之大，不可胜数，然其要一也。

灵兰秘典论

选自《黄帝内经·素问》第八篇

心者，君主之官也，神明出焉。肺者，

相傅之官，治节出焉。肝者，将军之官，谋虑出焉。胆者，中正之官，决断出焉。膻中者，臣使之官，喜乐出焉。脾胃者，仓廪之官，五味出焉。大肠者，传导之官，变化出焉。小肠者，受盛之官，化物出焉。肾者，作强之官，伎巧出焉。三焦者，决渎之官，水道出焉。膀胱者，州都之官，津液藏焉，气化则能出矣。

六节藏象论

选自《黄帝内经·素问》第九篇

天食人以五气，地食人以五味。五气入鼻，藏于心肺，上使五色修明，音声能彰；五味入口，藏于肠胃，味有所藏，以养五气，气和而生，津液相成，神乃自生。

五脏生成

选自《黄帝内经·素问》第十篇

诸脉者，皆属于目；诸髓者，皆属于

脑；诸筋者，皆属于节；诸血者，皆属于心；诸气者，皆属于肺。此四支八溪之朝夕也。故人卧血归于肝，肝受血而能视，足受血而能步，掌受血而能握，指受血而能摄。

五脏别论

选自《黄帝内经·素问》第十一篇

所谓五脏者，藏精气而不泻也，故满而不能实。六腑者，传化物而不藏，故实而不能满也。所以然者，水谷入口，则胃实而肠虚；食下，则肠实而胃虚，故曰实而不满，满而不实也。

帝曰：气口何以独为五脏主？

岐伯曰：胃者，水谷之海，六腑之大源也。五味入口，藏于胃，以养五脏气；气口亦太阴也，是以五脏六腑之气味，皆出于胃，变见于气口。故五气入鼻，藏于心肺；心肺有病，而鼻为之不利也。凡治病必察其上下，适其脉候，观其志意与其病也。

拘于鬼神者，不可与言至德；恶于针石者，不可与言至巧；病不许治者，病必不治，治之无功矣。

汤液醪醴论

选自《黄帝内经·素问》第十四篇

岐伯曰：平治于权衡，去宛陈莝，微动四极，温衣，缪刺其处，以复其形。开鬼门，洁净府，精以时服，五阳已布，疏涤五脏。故精自生，形自盛，骨肉相保，巨气乃平。

脉要精微论

选自《黄帝内经·素问》第十七篇

切脉动静，而视精明，察五色，观五脏有余不足，六腑强弱，形之盛衰。以此参伍，决死生之分。

夫五脏者，身之强也。头者，精明之府，头倾视深，精神将夺矣；背者，胸中之府，背曲肩随，府将坏矣；腰者，肾之府，转摇不能，肾将惫矣；膝者，筋之府，屈伸之能，行则偻附，筋将惫矣；骨者，髓之府，不能久立，行则振掉，骨将惫矣。得强则生，失强则死。

五脏者，中之守也。中盛脏满，气胜伤恐者，声如从室中言，是中气之湿也；言而微，终日乃复言者，此夺气也；衣被不敛，言语善恶，不避亲疏者，此神明之乱也；仓廪不藏者，是门户不要也；水泉不止者，是膀胱不藏也。得守者生，失守者死。

夫五脏者，身之强也。头者，精明之府，头倾视深，精神将夺矣；背者，胸中之府，背曲肩随，府将坏矣；腰者，肾之府，转摇不能，肾将惫矣；膝者，筋之府，屈伸之能，行则偻附，筋将惫矣；骨者，髓之府，不能久立，行则振掉，骨将惫矣。得强则生，失强则死。

是故持脉有道，虚静为保。春日浮，如鱼之游在波；夏日在肤，泛泛乎万物有余；秋日下肤，蛰虫将去；冬日在骨，蛰虫周密，君子居室。故曰：知内者按而纪之，知外者终而始之。此六者，持脉之大法。

平人气象论

选自《黄帝内经·素问》第十八篇

人一呼脉再动，一吸脉亦再动，呼吸定息，脉五动，闰以太息，命曰平人。

玉机真脏论

选自《黄帝内经·素问》第十九篇

五脏者，皆禀气于胃，胃者，五脏之本也。脏气者，不能自致于手太阴，必因于胃气，乃至于手太阴也，故五脏各以其时，自为而至于手太阴也。故邪气胜者，精气衰也，故病甚者，胃气不能与之俱至于手太阴，故真脏之气独见，独见者病胜脏也，故曰死。

帝曰：愿闻五实五虚。

岐伯曰：脉盛，皮热，腹胀，前后不通，闷瞀，此谓五实。脉细，皮寒，气少，泄利前后，饮食不入，此谓五虚。

经脉别论

选自《黄帝内经·素问》第二十一篇

食气入胃，散精于肝，淫气于筋。食气入胃，浊气归心，淫精于脉。脉气流经，经气归于肺，肺朝百脉，输精于皮毛。毛脉合精，行气于府。府精神明，留于四藏，气归于权衡。权衡以平，气口成寸，以决死生。

饮入于胃，游溢精气，上输于脾，脾气散精，上归于肺，通调水道，下输膀胱。水精四布，五经并行，合于四时五脏阴阳，揆度以为常也。

宣明五气

选自《黄帝内经·素问》第二十三篇

五味所禁：辛走气，气病无多食辛；咸走血，血病无多食咸；苦走骨，骨病无多食苦；甘走肉，肉病无多食甘；酸走筋，筋病无多食酸；是谓五禁，无令多食。

五劳所伤：久视伤血，久卧伤气，久坐伤肉，久立伤骨，久行伤筋，是谓五劳所伤。

血气形志

选自《黄帝内经·素问》第二十四篇

夫人之常数，太阳常多血少气，少阳常少血多气，阳明常多气多血，少阴常少血多气，厥阴常多血少气，太阴常多气少血，此天之常数。

形乐志苦，病生于脉，治之以灸刺。形乐志乐，病生于肉，治之以针石。形苦志乐，病生于筋，治之以熨引。形苦志苦，病生于咽嗌，治之以百药。形数惊恐，经络不通，病生于不仁，治之以按摩醪药。是谓五形志也。

通评虚实论

选自《黄帝内经·素问》第二十八篇

邪气盛则实，精气夺则虚。

凡治消瘅、仆击、偏枯、痿厥、气满发逆，肥贵人则膏粱之疾也。隔塞闭绝，上下不通，则暴忧之疾也。暴厥而聋，偏塞闭不通，内气暴薄也。不从内，外中风之病，故瘦留著也。蹠跛，寒风湿之病也。

太阴阳明论

选自《黄帝内经·素问》第二十九篇

帝曰：脾不主时何也？

岐伯曰：脾者土也，治中央，常以四时长四藏，各十八日寄治，不得独主于时也。

脾藏者，常著胃土之精也，土者，生万物而法天地，故上下至头足，不得主时也。

热 论

选自《黄帝内经·素问》第三十一篇

帝曰：热病已愈，时有所遗者，何也？

岐伯曰：诸遗者，热甚而强食之，故有所遗也。若此者，皆病已衰，而热有所藏，因其谷气相薄，两热相合，故有所遗也。

帝曰：善。治之奈何？

岐伯曰：视其虚实，调其逆从，可使必已矣。

帝曰：病热当何禁之？

岐伯曰：病热少愈，食肉则复，多食则遗，此其禁也。

刺 热

选自《黄帝内经·素问》第三十二篇

诸治热病，以饮之寒水，乃刺之；必寒

衣之，居止寒处，身寒而止也。

评热病论

选自《黄帝内经·素问》第三十三篇

帝曰：劳风为病何如？

岐伯曰：劳风法在肺下，其为病也，使人强上冥视，唾出若涕，恶风而振寒，此为劳风之病。

帝曰：治之奈何？

岐伯曰：以救俯仰。巨阳引精者三日，中年者五日，不精者七日，咳出青黄涕，其状如脓，大如弹丸，从口中若鼻中出，不出则伤肺，伤肺则死也。

邪之所凑，其气必虚。

逆调论

选自《黄帝内经·素问》第三十四篇

荣气虚则不仁，卫气虚则不用，荣卫俱虚，则不仁且不用，肉如故也，人身与志不相有，曰死。

咳 论

选自《黄帝内经·素问》第三十八篇

黄帝问曰：肺之令人咳，何也？

岐伯对曰：五脏六腑皆令人咳，非独肺也。

帝曰：六腑之咳奈何？安所受病？

岐伯曰：五脏之久咳，乃移于六腑。脾咳不已，则胃受之，胃咳之状，咳而呕，呕甚则长虫出。肝咳不已，则胆受之，胆咳之状，咳呕胆汁。肺咳不已，则大肠受之，大肠咳状，咳而遗矢。心咳不已，则小肠受之，小肠咳状，咳而失气，气与咳俱失。肾咳不已，则膀胱受之，膀胱咳状，咳而遗溺。久咳不已，则三焦受之，三焦咳状，咳而腹满，不欲食饮。此皆聚于胃，关于肺，使人多涕唾而面浮肿气逆也。

举痛论

选自《黄帝内经·素问》第三十九篇

经脉流行不止、环周不休，寒气入经而稽迟，泣而不行，客于脉外则血少，客于脉中则气不通，故卒然而痛。

五脏六腑，固尽有部，视其五色，黄赤为热，白为寒，青黑为痛，此所谓视而可见者也。

怒则气上，喜则气缓，悲则气消，恐则气下，寒则气收，炅则气泄，惊则气乱，劳则气耗，思则气结，九气不同，何病之生？

风 论

选自《黄帝内经·素问》第四十二篇

风气循风府而上，则为脑风；风入系头，则为目风，眼寒；饮酒中风，则为漏风；入房汗出中风，则为内风；新沐中风，则为首风；久风入中，则为肠风飧泄；外在

172

腠理，则为泄风。故风者百病之长也，至其变化，乃为他病也，无常方，然致有风气也。

痹　论

选自《黄帝内经·素问》第四十三篇

黄帝问曰：痹之安生？

岐伯对曰：风寒湿三气杂至，合而为痹也。其风气胜者为行痹，寒气胜者为痛痹，湿气胜者为著痹也。

阴气者，静则神藏，躁则消亡，饮食自倍，肠胃乃伤。

帝曰：荣卫之气，亦令人痹乎？

岐伯曰：荣者，水谷之精气也，和调于五脏，洒陈于六腑，乃能入于脉也。故循脉上下，贯五脏，络六腑也。卫者，水谷之悍气也，其气慓疾滑利，不能入于脉也，故循皮肤之中，分肉之间，熏于肓膜，散于胸腹，逆其气则病，从其气则愈，不与风寒湿气合，故不为痹。

痿　论

选自《黄帝内经·素问》第四十四篇

故肺热叶焦，则皮毛虚弱急薄，著则生痿躄也；心气热，则下脉厥而上，上则下脉虚，虚则生脉痿，枢折挈，胫纵而不任地也；肝气热，则胆泄口苦筋膜干，筋膜干则筋急而挛，发为筋痿；脾气热，则胃干而渴，肌肉不仁，发为肉痿；肾气热，则腰脊不举，骨枯而髓减，发为骨痿。

帝曰：如夫子言可矣，《论》言治痿者独取阳明，何也？

岐伯曰：阳明者，五脏六腑之海，主润宗筋，宗筋主束骨而利机关也。冲脉者，经脉之海也，主渗灌溪谷，与阳明合于宗筋，阴阳总宗筋之会，会于气街，而阳明为之长，皆属于带脉，而络于督脉。故阳明虚则宗筋纵，带脉不引，故足痿不用也。

帝曰：治之奈何？

岐伯曰：各补其荥而通其俞，调其虚实，和其逆顺，筋、脉、骨、肉各以其时受月，则病已矣。

帝曰：善。

病 能 论

选自《黄帝内经·素问》第四十六篇

帝曰：阳何以使人狂？

岐伯曰：阳气者，因暴折而难决，故善怒也，病名曰阳厥。

帝曰：何以知之？

岐伯曰：阳明者常动，巨阳少阳不动，不动而动大疾，此其候也。

帝曰：治之奈何？

岐伯曰：夺其食即已。夫食入于阴，长气于阳，故夺其食即已。使之服以生铁洛为饮，夫生铁洛者，下气疾也。

大奇论

选自《黄帝内经·素问》第四十八篇

三阳急为瘕，三阴急为疝，二阴急为痫厥，二阳急为惊。

刺禁论

选自《黄帝内经·素问》第五十二篇

肝生于左，肺藏于右，心部于表，肾治于里，脾为之使，胃为之市。

水热穴论

选自《黄帝内经·素问》第六十一篇

勇而劳甚则肾汗出，肾汗出逢于风，内不得入于脏腑，外不得越于皮肤，客于玄府，行于皮里，传为胕肿，本之于肾，名曰风水。

调 经 论

选自《黄帝内经·素问》第六十二篇

血并于阴，气并于阳，故为惊狂；血并于阳，气并于阴，乃为炅中；血并于上，气并于下，心烦惋善怒；血并于下，气并于上，乱而喜忘。

血气者，喜温而恶寒，寒则泣不能流，温则消而去之，是故气之所并为血虚，血之所并为气虚。

《经》言阳虚则外寒，阴虚则内热，阳盛则外热，阴盛则内寒。

夫邪之生也，或生于阴，或生于阳。其生于阳者，得之风雨寒暑；其生于阴者，得之饮食居处，阴阳喜怒。

标本病传论

选自《黄帝内经·素问》第六十五篇

故知逆与从，正行无问，知标本者，万

举万当，不知标本，是谓妄行。

谨察间甚，以意调之，间者并行，甚者独行。先小大不利而后生病者治其本。

天元纪大论

选自《黄帝内经·素问》第六十六篇

天有五行，御五位，以生寒暑燥湿风；人有五脏，化五气，以生喜怒思忧恐。

五运行大论

选自《黄帝内经·素问》第六十七篇

夫阴阳者，数之可十，推之可百，数之可千，推之可万。天地阴阳者，不以数推，以象之谓也。

《论》言天地者，万物之上下，左右者，阴阳之道路。

岐伯曰：地为人之下，太虚之中者也。

帝曰：冯乎？

岐伯曰：大气举之也。燥以干之，暑以

蒸之，风以动之，湿以润之，寒以坚之，火以温之。故风寒在下，燥热在上，湿气在中，火游行其间，寒暑六入，故令虚而生化也。故燥胜则地干，暑胜则地热，风胜则地动，湿胜则地泥，寒胜则地裂，火胜则地固矣。

气有余，则制己所胜而侮所不胜；其不及，则己所不胜侮而乘之，己所胜轻而侮之。侮反受邪。侮而受邪，寡于畏也。

六微旨大论

选自《黄帝内经·素问》第六十八篇

相火之下，水气承之；水位之下，土气承之；土位之下，风气承之；风位之下，金气承之；金位之下，火气承之；君火之下，阴精承之。

帝曰：何也？

岐伯曰：亢则害，承乃制，制则生化，外列盛衰，害则败乱，生化大病。

上下之位，气交之中，人之居也。故

曰：天枢之上，天气主之；天枢之下，地气主之；气交之分，人气从之，万物由之，此之谓也。

升已而降，降者谓天；降已而升，升者谓地。天气下降，气流于地；地气上升，气腾于天。故高下相召，升降相因，而变作矣。

出入废则神机化灭，升降息则气立孤危。故非出入，则无以生长壮老已；非升降，则无以生长化收藏。是以升降出入，无器不有。故器者生化之宇，器散则分之，生化息矣。故无不出入，无不升降，化有小大，期有近远，四者之有而贵常守，反常则灾害至矣。故曰无形无患，此之谓也。

气交变大论

选自《黄帝内经·素问》第六十九篇

夫道者上知天文，下知地理，中知人事，可以长久，此之谓也。

帝曰：何谓也？

岐伯曰：本气位也，位天者，天文也；位地者，地理也；通于人气之变化者，人事也。故太过者先天，不及者后天，所谓治化而人应之也。

五常政大论

选自《黄帝内经·素问》第七十篇

根于中者，命曰神机，神去则机息。根于外者，命曰气立，气止则化绝。

气始而生化，气散而有形，气布而蕃育，气终而象变，其致一也。

至真要大论

选自《黄帝内经·素问》第七十四篇

谨察阴阳所在而调之，以平为期，正者正治，反者反治。

诸风掉眩，皆属于肝。诸寒收引，皆属于肾。诸气膹郁，皆属于肺。诸湿肿满，皆属于脾。诸热瞀瘛，皆属于火。诸痛痒

疮，皆属于心。诸厥固泄，皆属于下。诸痿
喘呕，皆属于上。诸禁鼓栗，如丧神守，皆
属于火。诸痉项强，皆属于湿。诸逆冲上，
皆属于火。诸胀腹大，皆属于热。诸躁狂
越，皆属于火。诸暴强直，皆属于风。诸病
有声，鼓之如鼓，皆属于热。诸病胕肿，疼
酸惊骇，皆属于火。诸转反戾，水液浑浊，
皆属于热。诸病水液，澄澈清冷，皆属于
寒。诸呕吐酸，暴注下迫，皆属于热。故
《大要》曰：谨守病机，各司其属，有者求
之，无者求之，盛者责之，虚者责之，必先
五胜，疏其血气，令其调达，而致和平，此
之谓也。(病机 19 条)

辛甘发散为阳，酸苦涌泄为阴，咸味
涌泄为阴，淡味渗泄为阳。六者或收或散，
或缓或急，或燥或润，或软或坚，以所利而
行之，调其气，使其平也。

热因寒用，寒因热用，塞因塞用，通因
通用，必伏其所主，而先其所因，其始则

同，其终则异，可使破积，可使溃坚，可使气和，可使必已。

诸寒之而热者取之阴，热之而寒者取之阳，所谓求其属也。

寒者热之，热者寒之，微者逆之，甚者从之，坚者削之，客者除之，劳者温之，结者散之，留者攻之，燥者濡之，急者缓之，散者收之，损者温之，逸者行之，惊者平之，上之下之，摩之浴之，薄之劫之，开之发之，适事为故。

九针十二原

选自《黄帝内经·灵枢》第一篇

凡用针者，虚则实之，满则泄之，宛陈则除之，邪胜则虚之。

本 输

选自《黄帝内经·灵枢》第二篇

肺合大肠，大肠者，传道之腑。心合小

肠，小肠者，受盛之腑。肝合胆，胆者中精之腑。脾合胃，胃者五谷之腑。肾合膀胱，膀胱者津液之腑也。少阳属肾，肾上连肺，故将两脏。三焦者，中渎之腑也，水道出焉，属膀胱，是孤之腑也，是六腑之所与合者。

本 神

选自《黄帝内经·灵枢》第八篇

天之在我者德也，地之在我者气也。德流气薄而生者也。故生之来谓之精；两精相搏谓之神；随神往来者谓之魂；并精而出入者谓之魄；所以任物者谓之心；心有所忆谓之意；意之所存谓之志；因志而存变谓之思；因思而远慕谓之虑；因虑而处物谓之智。

故智者之养生也，必顺四时而适寒暑，和喜怒而安居处，节阴阳而调刚柔。如是则僻邪不至，长生久视。

肝藏血，血舍魂，肝气虚则恐，实则怒。

脾藏营，营舍意，脾气虚则四肢不用，五脏不安，实则腹胀，经溲不利。

心藏脉，脉舍神，心气虚则悲，实则笑不休。

肺藏气，气舍魄，肺气虚则鼻塞不利，少气，实则喘喝，胸盈，仰息。

肾藏精，精舍志，肾气虚则厥，实则胀。

五脏不安。

终 始

选自《黄帝内经·灵枢》第九篇

如是者，则阴阳俱不足，补阳则阴竭，泻阴则阳脱。如是者，可将以甘药，不可饮以至剂，如此者弗灸。不已者因而泻之，则五脏气坏矣。

阴盛而阳虚，先补其阳，后泻其阴而

和之。阴虚而阳盛，先补其阴，后泻其阳而和之。

脉　度

选自《黄帝内经·灵枢》第十七篇

五脏常内阅于上七窍也。故肺气通于鼻，肺和则鼻能知臭香矣；心气通于舌，心和则舌能知五味矣；肝气通于目，肝和则目能辨五色矣；脾气通于口，脾和则口能知五谷矣；肾气通于耳，肾和则耳能闻五音矣。

营卫生会

选自《黄帝内经·灵枢》第十八篇

人受气于谷，谷入于胃，以传与肺，五脏六腑，皆以受气，其清者为营，浊者为卫。营在脉中，卫在脉外，营周不休，五十而复大会，阴阳相贯，如环无端。卫气行于阴二十五度，行于阳二十五度，分为昼夜，故气至阳而起，至阴而止。故曰：日中而阳陇为重阳，夜半而阴陇为重阴。故太阴主内，太阳主外，各行二十五度，分为昼夜。

上焦如雾，中焦如沤，下焦如渎，此之谓也。

决　气

选自《黄帝内经·灵枢》第三十篇

精脱者，耳聋；气脱者，目不明；津脱者，腠理开，汗大泄；液脱者，骨属屈伸不利，色夭，脑髓消，胫酸，耳数鸣；血脱者，色白，夭然不泽，其脉空虚，此其候也。

五癃津液别

选自《黄帝内经·灵枢》第三十六篇

五脏六腑，心为之主，耳为之听，目为之候，肺为之相，肝为之将，脾为之卫，肾为之主外。

逆顺肥瘦

选自《黄帝内经·灵枢》第三十八篇

脉行之逆顺，奈何？岐伯曰：手之三阴，从脏走手；手之三阳，从手走头；足之三阳，从头走足；足之三阴，从足走腹。

阴阳系日月

选自《黄帝内经·灵枢》第四十一篇

且夫阴阳者，有名而无形。

故足之阳者，阴中之少阳也；足之阴者，阴中之太阴也；手之阳者，阳中之太阳也；手之阴者，阳中之少阴也。腰以上者为阳，腰以下者为阴。

其于五脏也；心为阳中之太阳，肺为阳中之少阴，肝为阴中之少阳，脾为阴中之至阴，肾为阴中之太阴。

顺气一日分为四时

选自《黄帝内经·灵枢》第四十四篇

夫百病之所始生者，必起于燥湿、寒暑、风雨、阴阳、喜怒、饮食、居处，气合而有形，得脏而有名，余知其然也。夫百病者，多以旦慧昼安，夕加夜甚，何也？岐伯曰：四时之气使然。

黄帝曰：愿闻四时之气。岐伯曰：春生，夏长，秋收，冬藏，是气之常也，人亦应之。以一日分为四时，朝则为春，日中为夏，日入为秋，夜半为冬。朝则人气始生，病气衰，故旦慧；日中人气长，长则胜邪，故安；夕则人气始衰，邪气始生，故加；夜半人气入脏，邪独居于身，故甚也。

黄帝曰：其时有反者，何也？岐伯曰：是不应四时之气，脏独主其病者，是必以脏气之所不胜时者，甚；以其所胜时者，起也。

本　脏

选自《黄帝内经·灵枢》第四十七篇

经脉者，所以行血气而营阴阳、濡筋骨，利关节者也；卫气者，所以温分肉，充皮肤，肥腠理，司开阖者也；志意者，所以御精神，收魂魄，适寒温，和喜怒者也。是故血和则经脉流行，营复阴阳，筋骨劲强，关节清利矣；卫气和则分肉解利，皮肤调柔，腠理致密矣；志意和则精神专直，魂魄不散，悔怒不起，五脏不受邪矣；寒温和则六腑化谷，风痹不作，经脉通利，肢节得安矣，此人之常平也。五脏者，所以藏精神血气魂魄者也；六腑者，所以化水谷而行津液者也。

天　年

选自《黄帝内经·灵枢》第五十四篇

何者为神？岐伯曰：血气已和，营卫已

通，五脏已成，神气舍心，魂魄毕具，乃成为人。

人之寿百岁而死，何以致之？岐伯曰：使道隧以长，基墙高以方，通调营卫，三部三里起，骨高肉满，百岁乃得终。

其不能终寿而死者，何如？岐伯曰：其五脏皆不坚，使道不长，空外以张，喘息暴疾；又卑基墙，薄脉少血，其肉不石，数中风寒，血气虚，脉不通，真邪相攻，乱而相引，故中寿而尽也。

水 胀

选自《黄帝内经·灵枢》第五十七篇

水始起也，目窠上微肿，如新卧起之状，其颈脉动，时咳，阴股间寒，足胫肿，腹乃大，其水已成矣。以手按其腹，随手而起，如里裹水之状，此其候也。

黄帝曰：肤胀何以候之？岐伯曰：肤胀者，寒气客于皮肤之间，鼕然不坚，腹大，身尽肿，皮厚，按其腹，窅而不起，腹色不变，此其候也。

鼓胀何如？岐伯曰：腹胀，身皆大，大与肤胀等也，色苍黄，腹筋起，此其候也。

肠覃何如？岐伯曰：寒气客于肠外，与卫气相搏，气不得荣，因有所系，癖而内著，恶气乃起，息肉乃生。其始生也，大如鸡卵，稍以益大，至其成，如怀子之状，久者离岁，按之则坚，推之则移，月事以时下，此其候也。

石瘕何如？岐伯曰：石瘕生于胞中，寒气客于子门，子门闭塞，气不得通，恶血当泻不泻，衃以留止，日以益大，状如怀子，月事不以时下，皆生于女子，可导而下。

阴阳二十五人

选自《黄帝内经·灵枢》第六十四篇

天地之间，六合之内，不离于五，人亦应之。

百病始生

选自《黄帝内经·灵枢》第六十六篇

夫百病之始生也，皆生于风雨寒暑，清湿喜怒。喜怒不节则伤脏，风雨则伤上，清湿则伤下。三部之气所伤异类，愿闻其会。岐伯曰：三部之气各不同，或起于阴，或起于阳，请言其方。喜怒不节则伤脏，脏伤则病起于阴也，清湿袭虚，则病起于下，风雨袭虚，则病起于上，是谓三部，至于其淫泆，不可胜数。

余固不能数，故问先师，愿卒闻其道。岐伯曰：风雨寒热，不得虚，邪不能独伤人。卒然逢疾风暴雨而不病者，盖无虚，故邪不能独伤人。此必因虚邪之风，与其身形，两虚相得，乃客其形。两实相逢，众人肉坚。

积之始生，至其已成，奈何？岐伯曰：积之始生，得寒乃生，厥乃成积也。

黄帝曰：其生于阴者奈何？岐伯曰：忧思伤心，重寒伤肺，忿怒伤肝，醉以入房，汗出当风伤脾，用力过度，若入房汗出浴，则伤肾，此内外三部之所生病者也。

黄帝曰：善。治之奈何？岐伯答曰：察其所痛，以知其应，有余不足，当补则补，当泻则泻，毋逆天时，是谓至治。

邪 客

选自《黄帝内经·灵枢》第七十一篇

五谷入于胃也，其糟粕、津液、宗气，分为三隧。故宗气积于胸中，出于喉咙，以贯心脉，而行呼吸焉。营气者，泌其津液，注之于脉，化以为血，以荣四末，内注五脏六腑，以应刻数焉。卫气者，出其悍气之慓疾，而先行于四末，分肉皮肤之间，而不休者也。昼日行于阳，夜行于阴，常从足少阴之分间，行于五脏六腑。

大 惑 论

选自《黄帝内经·灵枢》第八十篇

五脏六腑之精气，皆上注于目而为之精。精之窠为眼，骨之精为瞳子，筋之精为黑眼，血之精为络，其窠气之精为白眼，肌肉之精为约束，裹撷筋骨血气之精，而与脉并为系。上属于脑，后出于项中。

目者，五脏六腑之精也，营卫魂魄之所常营也，神气之所生也。故神劳则魂魄散，志意乱。是故瞳子黑眼法于阴，白眼赤脉法于阳也。故阴阳合传而精明也。

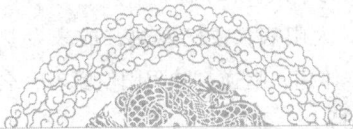

第九章 《伤寒论》选读

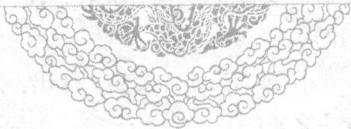

1. 太阳之为病，脉浮，头项强痛而恶寒。（1）

2. 太阳病，发热，汗出，恶风，脉缓者，名为中风。（2）

3. 太阳病，或已发热，或未发热，必恶寒，体痛，呕逆，脉阴阳俱紧者，名为伤寒。（3）

4. 太阳中风，阳浮而阴弱。阳浮者，热自发；阴弱者，汗自出。啬啬恶寒，淅淅恶风，翕翕发热，鼻鸣干呕者，桂枝汤主之。（12）

5. 太阳病，头痛，发热，汗出，恶风，桂枝汤主之。（13）

6. 太阳病，项背强几几，反汗出恶风者，桂枝加葛根汤主之。（14）

7. 太阳病三日，已发汗，若吐，若下，若温针，仍不解者，此为坏病，桂枝不中与之也。观其脉证，知犯何逆，随证治之。桂枝本为解肌，若其人脉浮紧，发热汗不出

者，不可与之也。常须识此，勿令误也。（16）

8. 太阳病，发汗，遂漏不止，其人恶风，小便难，四肢微急，难以屈伸者，桂枝加附子汤主之。（20）

9. 太阳病，得之八九日，如疟状，发热恶寒，热多寒少，其人不呕，清便欲自可，一日二三度发，脉微缓者，为欲愈也。脉微而恶寒者，此阴阳俱虚，不可更发汗、更下、更吐也。面色反有热色者，未欲解也，以其不能得小汗出，身必痒，宜桂枝麻黄各半汤。（23）

10. 服桂枝汤，大汗出，脉洪大者，与桂枝汤如前法；若形似疟，一日再发者，汗出必解，宜桂枝二麻黄一汤。（25）

11. 服桂枝汤，大汗出后，大烦渴不解，脉洪大者，白虎加人参汤主之。（26）

12. 太阳病，发热恶寒，热多寒少，脉微弱者，此无阳也，不可发汗。宜桂枝二越

婢一汤。(27)

13. 太阳病，项背强几几，无汗恶风，葛根汤主之。(31)

14. 太阳与阳明合病者，必自下利，葛根汤主之。(32)

15. 太阳与阳明合病，不下利但呕者，葛根加半夏汤主之。(33)

16. 太阳病，桂枝证，医反下之，利遂不止。脉促者，表未解也；喘而汗出者，葛根黄连黄芩汤主之。(34)

17. 太阳病，头痛发热，身疼，腰痛，骨节疼痛，恶风，无汗而喘者，麻黄汤主之。(35)

18. 太阳中风，脉浮紧，发热恶寒，身疼痛，不汗出而烦躁者，大青龙汤主之。若脉微弱，汗出恶风者，不可服之。服之则厥逆，筋惕肉瞤，此为逆也。(38)

19. 伤寒脉浮缓，身不疼但重，乍有轻时，无少阴证者，大青龙汤发之。(39)

20. 伤寒表不解，心下有水气，干呕发热而咳，或渴，或利，或噎，或小便不利，少腹满，或喘者，小青龙汤主之。(40)

21. 伤寒，心下有水气，咳而微喘，发热不渴。服汤已渴者，此寒去欲解也。小青龙汤主之。(41)

22. 病常自汗出者，此为荣气和，荣气和者，外不谐，以卫气不共荣气谐和故尔。以荣行脉中，卫行脉外，复发其汗，荣卫和则愈。宜桂枝汤。(53)

23. 病人脏无他病，时发热自汗出而不愈者，此卫气不和也。先其时发汗则愈，宜桂枝汤。(54)

24. 下之后，复发汗，昼日烦躁不得眠，夜而安静，不呕不渴，无表证，脉沉微，身无大热者，干姜附子汤主之。(61)

25. 发汗后，不可更行桂枝汤，汗出而喘，无大热者，可与麻黄杏仁甘草石膏汤。(63)

26. 下后，不可更行桂枝汤，若汗出而喘，无大热者，可与麻黄杏子甘草石膏汤。(162)

27. 发汗过多，其人叉手自冒心，心下悸，欲得按者，桂枝甘草汤主之。(64)

28. 伤寒若吐若下后，心下逆满，气上冲胸，起则头眩，脉沉紧。发汗则动经，身为振振摇者。茯苓桂枝白术甘草汤主之。(67)

29. 太阳病，发汗后，大汗出，胃中干，烦躁不得眠，欲得饮水者，少少与饮之，令胃气和则愈。若脉浮，小便不利，微热消渴者，五苓散主之。(71)

30. 发汗已，脉浮数，烦渴者，五苓散主之。(72)

31. 伤寒汗出而渴者，五苓散主之。不渴者，茯苓甘草汤主之。(73)

32. 中风发热，六七日不解而烦，有表里证，渴欲饮水，水入则吐者，名曰水逆，

五苓散主之。(74)

33. 发汗吐下后，虚烦不得眠，若剧者，必反复颠倒，心中懊憹，栀子豉汤主之。若少气者，栀子甘草豉汤主之。若呕者，栀子生姜豉汤主之。(76)

34. 发汗若下之，而烦热胸中窒者，栀子豉汤主之。(77)

35. 伤寒五六日，大下之后，身热不去，心中结痛者，未欲解也，栀子豉汤主之。(78)

36. 太阳病发汗，汗出不解，其人仍发热，心下悸，头眩，身瞤动，振振欲擗地者，真武汤主之。(82)

37. 伤寒，医下之，续得下利清谷不止，身疼痛者，急当救里；后身疼痛，清便自调者，急当救表。救里宜四逆汤，救表宜桂枝汤。(91)

38. 太阳病，发热汗出者，此为荣弱卫强，故使汗出，欲救邪风者，宜桂枝汤。

（95）

39. 伤寒五六日中风，往来寒热，胸胁
苦满，默默不欲饮食，心烦喜呕，或胸中烦
而不呕，或渴，或腹中痛，或胁下痞硬，或
心下悸，小便不利，或不渴，身有微热，或
咳者，小柴胡汤主之。（96）

40. 血弱气尽，腠理开，邪气因入，与
正气相搏，结于胁下。正邪分争，往来寒
热，休作有时，默默不欲饮食。脏腑相连，
其痛必下，邪高痛下，故使呕也。小柴胡汤
主之。服柴胡汤已，渴者，属阳明，以法治
之。（97）

41. 伤寒中风，有柴胡证，但见一证便
是，不必悉具。凡柴胡汤病证而下之，若柴
胡证不罢者，复与柴胡汤，必蒸蒸而振，却
发热汗出而解。（101）

42. 太阳病，过经十余日，反二三下
之，后四五日，柴胡证仍在者，先与小柴胡
汤。呕不止，心下急，郁郁微烦者，为未解

也，与大柴胡汤，下之则愈。（103）

43. 太阳病不解，热结膀胱，其人如狂，血自下，下者愈。其外不解者，尚未可攻，当先解其外。外解已，但少腹急结者，乃可攻之，宜桃核承气汤。（106）

44. 太阳病六七日，表证仍在，脉微而沉，反不结胸，其人发狂者，以热在下焦，少腹当硬满，小便自利者，下血乃愈。所以然者，以太阳随经，瘀热在里故也，抵当汤主之。（124）

45. 伤寒六七日，结胸热实，脉沉而紧，心下痛，按之石硬者，大陷胸汤主之。（135）

46. 小结胸病，正在心下，按之则痛，脉浮滑者，小陷胸汤主之。（138）

47. 伤寒六七日，发热微恶寒，支节烦疼，微呕，心下支结，外证未去者，柴胡桂枝汤主之。（146）

48. 伤寒五六日，已发汗而复下之，胸

胁满，微结，小便不利，渴而不呕，但头汗出，往来寒热心烦者，此为未解也，柴胡桂枝干姜汤主之。(147)

49. 伤寒五六日，呕而发热者，柴胡汤证具，而以他药下之，柴胡证仍在者，复与柴胡汤。此虽已下之，不为逆，必蒸蒸而振，却发热汗出而解。若心下满而硬痛者，此为结胸也，大陷胸汤主之；但满而不痛者，此为痞，柴胡不中与之，宜半夏泻心汤。(149)

50. 心下痞，按之濡，其脉关上浮者，大黄黄连泻心汤主之。(154)

51. 心下痞，而复恶寒汗出者，附子泻心汤主之。(155)

52. 伤寒汗出，解之后，胃中不和，心下痞硬，干噫食臭，胁下有水气，腹中雷鸣，下利者，生姜泻心汤主之。(157)

53. 伤寒中风，医反下之，其人下利日数十行，谷不化，腹中雷鸣，心下痞硬而满，干呕心烦不得安。医见心下痞，谓病不尽，复下之，其痞益甚，此非结热，但以胃中虚，客气上逆，故使硬也，甘草泻心汤主之。(158)

54. 伤寒发汗，若吐若下，解后，心下痞硬，噫气不除者，旋覆代赭汤主之。(161)

55. 太阳病，外证未除而数下之，遂协热而利，利下不止，心下痞硬，表里不解者，桂枝人参汤主之。(163)

56. 伤寒若吐若下后，七八日不解，热结在里，表里俱热，时时恶风，大渴，舌上干燥而烦，欲饮水数升者，白虎加人参汤主之。(168)

57. 太阳与少阳合病，自下利者，与黄芩汤；若呕者，黄芩加半夏生姜汤主之。(172)

58. 伤寒胸中有热，胃中有邪气，腹中痛，欲呕吐者，黄连汤主之。(173)

59. 伤寒脉结代，心动悸，炙甘草汤主之。(177)

60. 阳明之为病，胃家实是也。(180)

61. 问曰：阳明病，外证云何？答曰：身热，汗自出，不恶寒，反恶热也。(182)

62. 阳明病，不吐不下，心烦者，可与调胃承气汤。(207)

63. 阳明病，脉迟，虽汗出不恶寒者，其身必重，短气，腹满而喘，有潮热者，此外欲解，可攻里也，手足濈然汗出者，此大便已硬也，大承气汤主之；若汗多，微发热恶寒者，外未解也，其热不潮，未可与承气汤；若腹大满不通者，可与小承气汤，微和胃气，勿令大泄下。(208)

64. 三阳合病，腹满身重，难以转侧，口不仁而面垢，谵语遗尿。发汗则谵语，下之则额上生汗，手足逆冷。若自汗出者，白虎汤主之。(219)

65. 若脉浮发热，渴欲饮水，小便不利

者，猪苓汤主之。（223）

66. 阳明病，发潮热，大便溏，小便自可，胸胁满不去者，小柴胡汤主之。（229）

67. 阳明病，胁下硬满，不大便而呕，舌上白胎者，可与小柴胡汤。上焦得通，津液得下，胃气因和，身濈然而汗出解也。（230）

68. 病人小便不利，大便乍难乍易，时有微热，喘冒不能卧者，有燥屎也，宜大承气汤。（242）

69. 食谷欲呕者，属阳明也，吴茱萸汤主之。得汤反剧者，属上焦也。（243）

70. 趺阳脉浮而涩，浮则胃气强，涩则小便数，浮涩相搏，大便则硬，其脾为约，麻子仁丸主之。（247）

71. 太阳病三日，发汗不解，蒸蒸发热者，属胃也，调胃承气汤主之。（248）

72. 伤寒吐后，腹胀满者，与调胃承气汤。（249）

73. 伤寒六七日，目中不了了，睛不和，无表里证，大便难，身微热者，此为实也。急下之，宜大承气汤。（252）

74. 阳明病，发热汗多者，急下之，宜大承气汤。（253）

75. 发汗不解，腹满痛者，急下之，宜大承气汤。（254）

76. 腹满不减，减不足言，当下之，宜大承气汤。（255）

77. 伤寒发汗已，身目为黄，所以然者，以寒湿在里不解故也。以为不可下也，于寒湿中求之。（259）

78. 伤寒七八日，身黄如橘子色，小便不利，腹微满者，茵陈蒿汤主之。（260）

79. 伤寒身黄发热者，栀子柏皮汤主之。（261）

80. 伤寒瘀热在里，身必发黄，麻黄连轺赤小豆汤主之。（262）

81. 少阳之为病，口苦、咽干、目眩

也。（263）

82. 伤寒，脉弦细，头痛发热者，属少阳。少阳不可发汗，发汗则谵语，此属胃，胃和则愈，胃不和，则烦而悸。（265）

83. 太阴之为病，腹满而吐，食不下，自利益甚，时腹自痛。若下之，必胸下结硬。（273）

84. 自利不渴者，属太阴，以其脏有寒故也。当温之，宜服四逆辈。（277）

85. 少阴之为病，脉微细，但欲寐也。（281）

86. 少阴病，欲吐不吐，心烦但欲寐，五六日，自利而渴者，属少阴也，虚故引水自救，若小便色白者，少阴病形悉具，小便白者，以下焦虚有寒，不能制水，故令色白也。（282）

87. 少阴病，始得之，反发热，脉沉者，麻黄附子细辛汤主之。（301）

88. 少阴病，得之二三日，麻黄附子甘

草汤微发汗，以二三日无证，故微发汗也。（302）

89. 少阴病，得之二三日以上，心中烦，不得卧，黄连阿胶汤主之。（303）

90. 少阴病，得之一二日，口中和，其背恶寒者，当灸之，附子汤主之。（304）

91. 少阴病，身体痛，手足寒，骨节痛，脉沉者，附子汤主之。（305）

92. 少阴病，下利便脓血者，桃花汤主之。（306）

93. 少阴病，二三日至四五日，腹痛，小便不利，下利不止，便脓血者，桃花汤主之。（307）

94. 少阴病，吐利，手足厥冷，烦躁欲死者，吴茱萸汤主之。（309）

95. 少阴病，下利，白通汤主之。（314）

96. 少阴病，下利，脉微者，与白通汤；利不止，厥逆无脉，干呕烦者，白通加猪胆汁汤主之。服汤脉暴出者死，微续者

生。(315)

97. 少阴病，二三日不已，至四五日，腹痛，小便不利，四肢沉重疼痛，自下利者，此为有水气，其人或咳，或小便利，或下利，或呕者，真武汤主之。(316)

98. 少阴病，下利清谷，里寒外热，手足厥逆，脉微欲绝，身反不恶寒，其人面赤色，或腹痛，或干呕，或咽痛，或利止脉不出者，通脉四逆汤主之。(317)

99. 少阴病，四逆，其人或咳，或悸，或小便不利，或腹中痛，或泄利下重者，四逆散主之。(318)

100. 少阴病，得之二三日，口燥咽干者，急下之，宜大承气汤。(320)

101. 少阴病，自利清水，色纯青，心下必痛，口干燥者，急下之，宜大承气汤。(321)

102. 少阴病，六七日，腹胀不大便者，急下之，宜大承气汤。(322)

103. 少阴病，脉沉者，急温之，宜四逆汤。（323）

104. 厥阴之为病，消渴，气上撞心，心中疼热，饥而不欲食，食则吐蛔，下之利不止。（326）

105. 凡厥者，阴阳气不相顺接，便为厥。厥者，手足逆冷者是也。（337）

106. 伤寒，脉微而厥，至七八日，肤冷，其人躁，无暂安时者，此为脏厥，非蛔厥也。蛔厥者，其人当吐蛔。今病者静，而复时烦者，此为脏寒。蛔上入其膈，故烦，须臾复止，得食而呕，又烦者，蛔闻食臭出，其人常自吐蛔。蛔厥者，乌梅丸主之。又主久利。（338）

107. 伤寒脉滑而厥者，里有热也，白虎汤主之。（350）

108. 手足厥寒，脉细欲绝者，当归四逆汤主之。（351）

109. 大汗出，热不去，内拘急，四肢

疼，又下利，厥逆而恶寒者，四逆汤主之。（353）

110. 大汗，若大下利而厥冷者，四逆汤主之。（354）

111. 热利下重者，白头翁汤主之。（371）

112. 干呕，吐涎沫，头痛者，吴茱萸汤主之。（378）

113. 恶寒脉微而复利，利止亡血也，四逆加人参汤主之。（385）

114. 霍乱，头痛，发热，身疼痛，热多欲饮水者，五苓散主之；寒多不用水者，理中丸主之。（386）

115. 伤寒解后，虚羸少气，气逆欲吐者，竹叶石膏汤主之。（397）

第十章 《金匮要略》选读

脏腑经络先后病脉证第一

问曰：上工治未病，何也？师曰：夫治未病者，见肝之病，知肝传脾，当先实脾，四季脾旺不受邪，即勿补之。中工不晓相传，见肝之病，不解实脾，惟治肝也。夫肝之病，补用酸，助用焦苦，益用甘味之药调之。肝虚则用此法，实则不在用之。

经曰：虚虚实实，补不足，损有余，是其义也。余脏准此。

夫人禀五常，因风气而生长，风气虽能生万物，亦能害万物，如水能浮舟，亦能覆舟。若五脏元真通畅，人即安和。客气邪风，中人多死。千般疢难，不越三条：一者，经络受邪，入脏腑，为内所因也；二者，四肢九窍，血脉相传，壅塞不通，为外皮肤所中也；三者，房室、金刃、虫兽所伤。以此详之，病由都尽。

若人能养慎，不令邪风干忤经络，适

中经络，未流传脏腑，即医治之，四肢才觉重滞，即导引、吐纳、针灸、膏摩，勿令九窍闭塞；更能无犯王法、禽兽灾伤，房室勿令竭乏，服食节其冷热苦酸辛甘，不遗形体有衰，病则无由入其腠理。腠者，是三焦通会元真之处，为血气所注；理者，是皮肤脏腑之纹理也。

问曰：病有急当救里救表者，何谓也？师曰：病，医下之，续得下利清谷不止，身体疼痛者，急当救里；后身体疼痛，清便自调者，急当救表也。

夫病痼疾，加以卒病，当先治其卒病，后乃治其痼疾也。

痉湿暍病脉证治第二

太阳病，发热无汗，反恶寒者，名曰刚痉。

太阳病，发热汗出，而不恶寒，名曰柔痉。

湿家身烦疼，可与麻黄加术汤发其汗为宜，慎不可以火攻之。

风湿，脉浮，身重，汗出恶风者，防己黄芪汤主之。

百合狐惑阴阳毒病脉证治第三

论曰：百合病者，百脉一宗，悉致其病也。意欲食复不能食，常默默，欲卧不能卧，欲行不能行，饮食或有美时，或有不用闻食臭时，如寒无寒，如热无热，口苦，小便赤，诸药不能治，得药则剧吐利，如有神灵者，身形如和，其脉微数。

百合病，发汗后者，百合知母汤主之。

百合病，不经吐、下、发汗，病形如初者，百合地黄汤主之。

中风历节病脉证并治第五

邪在于络，肌肤不仁；邪在于经，即重不胜；邪入于府，即不识人；邪入于脏，舌即难言，口吐涎。

诸肢节疼痛，身体魁羸，脚肿如脱，头眩短气，温温欲吐，桂枝芍药知母汤主之。

病历节，不可屈伸，疼痛，乌头汤主之。

血痹虚劳病脉证并治第六

血痹，阴阳俱微，寸口关上微，尺中小紧，外证身体不仁，如风痹状，黄芪桂枝五物汤主之。

夫男子平人，脉大为劳，极虚亦为劳。

虚劳里急，悸，衄，腹中痛，梦失精，四肢酸疼，手足烦热，咽干口燥，小建中汤主之。

虚劳里急，诸不足，黄芪建中汤主之。

虚劳腰痛，少腹拘急，小便不利者，八味肾气丸主之。

虚劳虚烦不得眠，酸枣仁汤主之。

肺痿肺痈咳嗽上气病脉证治第七

咳而上气，喉中水鸡声，射干麻黄汤主之。

咳而上气，此为肺胀，其人喘，目如脱状，脉浮大者，越婢加半夏汤主之。

肺胀，咳而上气，烦躁而喘，脉浮者，心下有水，小青龙加石膏汤主之。

奔豚气病脉证治第八

师曰：奔豚病，从少腹起，上冲咽喉，发作欲死，复还止，皆从惊恐得之。

奔豚气上冲胸，腹痛，往来寒热，奔豚汤主之。

胸痹心痛短气病脉证治第九

胸痹之病，喘息咳唾，胸背痛，短气，寸口脉沉而迟，关上小紧数，栝蒌薤白白酒汤主之。

胸痹不得卧,心痛彻背者,栝蒌薤白半夏汤主之。

胸痹心中痞,留气结在胸,胸满,胁下逆抢心,枳实薤白桂枝汤主之,人参汤亦主之。

腹满寒疝宿食病脉证治第十

病者腹满,按之不痛为虚,痛者为实,可下之。舌黄未下者,下之黄自去。

腹满时减,复如故,此为寒,当与温药。

病腹满,发热十日,脉浮而数,饮食如故,厚朴七物汤主之。

痛而闭者,厚朴三物汤主之。

按之心下满痛者,此为实也,当下之,宜大柴胡汤。

腹满不减,减不足言,当须下之,宜大承气汤。

心胸中大寒痛,呕不能饮食,腹中寒,

上冲皮起，出见有头足，上下痛而不可触近，大建中汤主之。

胁下偏痛，发热，其脉紧弦，此寒也，以温药下之，宜大黄附子汤。

……绕脐痛，若发则白汗出，手足厥冷，其脉沉弦者，大乌头煎主之。

五脏风寒积聚病脉证并治第十一

肝着，其人常欲蹈其胸上，先未苦时，但欲饮热，旋覆花汤主之。

肾着之病，其人身体重，腰中冷，如坐水中，形如水状，反不渴，小便自利，饮食如故，病属下焦，身劳汗出，衣（一作表）里冷湿，久久得之，腰以下冷痛，腹重如带五千钱，甘姜苓术汤主之。

痰饮咳嗽病脉证并治第十二

问曰：夫饮有四，何谓也？师曰：有痰饮，有悬饮，有溢饮，有支饮。

问曰：四饮何以为异？师曰：其人素盛今瘦，水走肠间，沥沥有声，谓之痰饮；饮后水流在胁下，咳唾引痛，谓之悬饮；饮水流行，归于四肢，当汗出而不汗出，身体疼重，谓之溢饮；咳逆倚息，短气不得卧，其形如肿，谓之支饮。

病痰饮者，当以温药和之。

心下有痰饮，胸胁支满，目眩，苓桂术甘汤主之。

夫短气，有微饮，当从小便去之，苓桂术甘汤主之；肾气丸亦主之。

病悬饮者，十枣汤主之。

病溢饮者，当发其汗，大青龙汤主之，小青龙汤亦主之。

咳逆倚息不得卧，小青龙汤主之。

消渴小便不利淋病脉证并治第十三

男子消渴，小便反多，以饮一斗，小便一斗，肾气丸主之。

水气病脉证并治第十四

师曰：病有风水、有皮水、有正水、有石水、有黄汗。风水，其脉自浮，外证骨节疼痛，恶风；皮水，其脉亦浮，外证胕肿，按之没指，不恶风，其腹如鼓，不渴，当发其汗；正水，其脉沉迟，外证自喘；石水，其脉自沉，外证腹满不喘；黄汗，其脉沉迟，身发热，胸满，四肢头面肿，久不愈，必致痈脓。

师曰：诸有水者，腰以下肿，当利小便；腰以上肿，当发汗乃愈。

风水，脉浮身重，汗出恶风者，防已黄芪汤主之。腹痛加芍药。

风水恶风，一身悉肿，脉浮不(而)渴，续自汗出，无大热，越婢汤主之。

皮水为病，四肢肿，水气在皮肤中，四肢聂聂动者，防已茯苓汤主之。

黄疸病脉证并治第十五

谷疸之为病，寒热不食，食即头眩，心胸不安，久久发黄，为谷疸，茵陈蒿汤主之。

酒黄疸，心中懊憹，或热痛，栀子大黄汤主之。

黄疸病，茵陈五苓散主之。

惊悸吐衄下血胸满瘀血病脉证治第十六

吐血不止者，柏叶汤主之。

下血，先便后血，此远血也，黄土汤主之。

下血，先血后便，此近血也，赤小豆当归散主之。

心气不足，吐血，衄血，泻心汤主之。

呕吐哕下利病脉证治第十七

诸呕吐，谷不得下者，小半夏汤主之。

胃反呕吐者，大半夏汤主之。

食已即吐者，大黄甘草汤主之。

下利气者，当利其小便。

下利便脓血者，桃花汤主之。

热利下重者，白头翁汤主之。

气利，诃梨勒散主之。

妇人妊娠病脉证并治第二十

妇人宿有癥病，经断未及三月，而得漏下不止，胎动在脐上者，为癥痼害。妊娠六月动者，前三月经水利时，胎也，下血者，后断三月，衃也。所以血不止者，其癥不去故也。当下其癥，桂枝茯苓丸主之。

师曰：妇人有漏下者，有半产后因续下血都不绝者，有妊娠下血者，假令妊娠腹中痛，为胞阻，胶艾汤主之。

妇人怀妊，腹中疠痛，当归芍药散主之。

妇人产后病脉证治第二十一

问曰：新产妇人有三病，一者病痉，二者病郁冒，三者大便难，何谓也？师曰：新产血虚，多汗出，喜中风，故令病痉；亡血复汗，寒多，故令郁冒；亡津液，胃燥，故大便难。

产后腹中疙痛，当归生姜羊肉汤主之；并治腹中寒疝，虚劳不足。

产后腹痛，烦满不得卧，枳实芍药散主之。

师曰：产妇腹痛，法当以枳实芍药散，假令不愈者，此为腹中有干血着脐下，宜下瘀血汤主之；亦主经水不利。

妇人杂病脉证并治第二十二

妇人咽中如有炙脔，半夏厚朴汤主之。

妇人脏躁，喜悲伤欲哭，象如神灵所作，数欠伸，甘麦大枣汤主之。

　　问曰：妇人年五十所，病下利，数十日不止，暮即发热，少腹里急，腹满，手掌烦热，唇口干燥，何也？师曰：此病属带下。何以故？曾经半产，瘀血在少腹不去，何以知之？其证唇口干燥，故知之，当以温经汤主之。

　　妇人六十二种风，及腹中血气刺痛，红蓝花酒主之。

　　妇人腹中诸疾痛，当归芍药散主之。

第十一章 《温病学》选读

温热论

温邪上受，首先犯肺，逆传心包。肺主气属卫，心主血属营，辨营卫气血虽与伤寒同，若论治法则与伤寒大异也。(1)

盖伤寒之邪留恋在表，然后化热入里，温邪则热变最速，未传心包，邪尚在肺，肺主气，其合皮毛，故云在表。在表初用辛凉轻剂。夹风则加入薄荷、牛蒡之属，夹湿加芦根、滑石之流。或透风于热外，或渗湿于热下，不与热相搏，势必孤矣。(2)

不尔，风夹温热而燥生，清窍必干，谓水主之气不能上荣，两阳相劫也。湿与温合，蒸郁而蒙蔽于上，清窍为之壅塞，浊邪害清也。其病有类伤寒，其验之法，伤寒多有变证，温热虽久，在一经不移，以此为辨。(3)

前言辛凉散风，甘淡驱湿，若病仍不解，是渐欲入营也。营分受热，则血液受劫，心神不安，夜甚无寐，或斑点隐隐，即撤去气药。如从风热陷入者，用犀角、竹叶之属；如从湿热陷入者，犀角、花露之品，参入凉血清热方中。若加烦躁，大便不通，金汁亦可加入，老年或平素有寒者，以人中黄代之，急急透斑为要。(4)

若斑出热不解者，胃津亡也，主以甘寒，重则如玉女煎，轻则如梨皮、蔗浆之类。或其人肾水素亏，虽未及下焦，先自彷徨矣，必验之于舌，如甘寒之中加入咸寒，务在先安未受邪之地，恐其陷入易易耳。(5)

若其邪始终在气分流连者，可冀其战汗透邪，法宜益胃，令邪与汗并，热达腠开，邪从汗出。解后胃气空虚，当肤冷一昼夜，待气还自温暖如常矣。盖战汗而解，邪退正虚，阳从汗泄，故渐肤冷，未必即成脱证。此时宜令病者，安舒静卧，以养阳气来复，旁人切勿惊惶，频频呼唤，扰其元神，使其烦躁。但诊其脉，若虚软和缓，虽倦卧不语，汗出肤冷，却非脱证；若脉急疾，躁扰不卧，肤冷汗出，便为气脱之证矣。更有邪盛正虚，不能一战而解，停一二日再战汗而愈者，不可不知。(6)

再论气病有不传血分，而邪留三焦，亦如伤寒中少阳病也。彼则和解表里之半，此则分消上下之势，随证变法，如近时杏、朴、苓等类，或如温胆汤之走泄。因其仍在气分，犹可望其战汗之门户，转疟之机括。(7)

大凡看法，卫之后方言气，营之后方言血。在卫汗之可也，到气才可清气，入营犹可透热转气，如犀角、玄参、羚羊角等物。入血就恐耗血动血，直须凉血散血，如生地、丹皮、阿胶、赤芍等物。否则前后不循缓急之法，虑其动手便错，反致慌张矣。(8)

且吾吴湿邪害人最广，如面色白者，

须要顾其阳气，湿胜则阳微也，法应清凉，然到十分之六七，即不可过于寒凉，恐成功反弃，何以故耶？湿热一去，阳亦衰微也；面色苍者，须要顾其津液，清凉到十分之六七，往往热减身寒者，不可就云虚寒，而投补剂，恐炉烟虽熄，灰中有火也，须细察精详，方少少与之，慎不可直率而往也。又有酒客里湿素盛，外邪入里，里湿为合。在阳旺之躯，胃湿恒多；在阴盛之体，脾湿亦不少，然其化热则一。热病救阴犹易，通阳最难，救阴不在血，而在津与汗，通阳不在温，而在利小便，然较之杂证，则有不同也。(9)

再论三焦不得从外解，必致成里结。里结于何？在阳明胃与肠也。亦须用下法，不可以气血之分，就不可下也。但伤寒邪热在里，劫烁津液，下之宜猛；此多湿邪内搏，下之宜轻。伤寒大便溏为邪已尽，不可再下。湿温病大便溏为邪未尽，必大便硬，

慎不可再攻也，以粪燥为无湿矣。（10）

再人之体，脘在腹上，其地位处于中，按之痛，或自痛，或痞胀，当用苦泄，以其入腹近也。必验之于舌，或黄或浊，可与小陷胸汤或泻心汤，随证治之。或白不燥，或黄白相兼，或灰白不渴，慎不可乱投苦泄。其中有外邪未解，里先结者，或邪郁未伸，或素属中冷者，虽有脘中痞闷，宜从开泄，宣通气滞。以达归于肺，如近俗之杏、蔻、橘、桔等，是轻苦微辛，具流动之品可耳。（11）

再前云舌黄或浊，须要有地之黄。若光滑者，乃无形湿热中有虚象，大忌前法。其脐以上为大腹，或满或胀或痛，此必邪已入里矣，表证必无，或十只存一。亦要验之于舌，或黄甚，或如沉香色，或如灰黄色，或老黄色，或中有断纹，皆当下之，如小承气汤，用槟榔、青皮、枳实、元明粉、生首乌等。若未见此等舌，不宜用此等法，

恐其中有湿聚太阴为满，或寒湿错杂为痛，或气壅为胀，又当以别法治之。（12）

湿热病篇

湿热证，始恶寒，后但热不寒，汗出胸痞，舌白，口渴不引饮。（1）

湿热证，恶寒无汗，身重头痛，湿在表分。宜藿香、香薷、羌活、苍术皮、薄荷、牛蒡子等味。头不痛者，去羌活。（2）

湿热证，恶寒发热，身重，关节疼痛，湿在肌肉，不为汗解。宜滑石、大豆黄卷、茯苓皮、苍术皮、藿香叶、鲜荷叶、白通草、桔梗等味。不恶寒者，去苍术皮。（3）

湿热证，寒热如疟，湿热阻遏膜原，宜柴胡、厚朴、槟榔、草果、藿香、苍术、半夏、干菖蒲、六一散等味。（8）

湿热证，数日后脘中微闷，知饥不食，湿邪蒙绕三焦。宜藿香叶、薄荷叶、鲜荷叶、枇杷叶、佩兰叶、芦尖、冬瓜仁等

味。(9)

湿热证,初起发热,汗出胸痞,口渴舌白,湿伏中焦。宜藿梗、蔻仁、杏仁、枳壳、桔梗、郁金、苍术、厚朴、草果、半夏、干菖蒲、佩兰叶、六一散等味。(10)

湿热证,舌根白,舌尖红,湿渐化热,余湿犹滞。宜辛泄佐清热,如蔻仁、半夏、干菖蒲、大豆黄卷、连翘、绿豆衣、六一散等味。(13)

温病条辨

上 焦 篇

太阴风温,温热,瘟疫,冬温,初起恶风寒者,桂枝汤主之。但热不恶寒而渴者,辛凉平剂银翘散主之。温毒,暑温,湿温,温疟不在此例。(上焦4)

太阴风温,但咳,身不甚热,微渴者,辛凉轻剂桑菊饮主之。(上焦6)

太阴温病,脉浮洪,舌黄,渴甚,大

汗，面赤，恶热者，辛凉重剂白虎汤主之。（上焦7）

太阴温病，血从上溢者，犀角地黄汤合银翘散主之。有中焦病者，以中焦法治之。若吐粉红血水者，死不治；血从上溢，脉七、八至以上，面反黑者，死不治；可用清络育阴法。（上焦11）

太阴温病，寸脉大，舌绛而干，法当渴，今反不渴者，热在营中也，清营汤去黄连主之。（上焦15）

邪入心包，舌謇肢厥，牛黄丸主之，紫雪丹亦主之。（上焦17）

手太阴暑温，或已经发汗，或未发汗，而汗不止，烦渴而喘，脉洪大有力者，白虎汤主之；脉洪大而芤者，白虎加人参汤主之；身重者，湿也，白虎加苍术汤主之；汗多脉散大，喘喝欲脱者，生脉散主之。（上焦26）

脉虚，夜寐不安，烦渴舌赤，时有谵

语，目常开不闭，或喜闭不开，暑入手厥阴也。手厥阴暑温，清营汤主之。舌白滑者，不可与也。（上焦 30）

小儿暑温，身热，卒然痉厥，名曰暑痫，清营汤主之，亦可少与紫雪丹。（上焦 33）

大人暑痫，亦同上法。热初入营，肝风内动，手足瘛疭，可于清营汤中，加钩藤、丹皮、羚羊角。（上焦 34）

头痛恶寒，身重疼痛，舌白不渴，脉弦细而濡，面色淡黄，胸闷不饥，午后身热，状若阴虚，病难速已，名曰湿温。汗之则神昏耳聋，甚则目瞑不欲言，下之则洞泄，润之则病深不解，长夏深秋冬日同法，三仁汤主之。（上焦 43）

燥伤肺胃阴分，或热或咳者，沙参麦冬汤主之。（上焦 56）

燥气化火，清窍不利者，翘荷汤主之。（上焦 57）

中焦篇

面目俱赤，语声重浊，呼吸俱粗，大便闭，小便涩，舌苔老黄，甚则黑有芒刺，但恶热，不恶寒，日晡益甚者，传至中焦，阳明温病也。脉浮洪躁甚者，白虎汤主之；脉沉数有力，甚则脉体反小而实者，大承气汤主之。暑温、湿温、温疟，不在此例。（中焦1）

阳明温病，无上焦证，数日不大便，当下之，若其人阴素虚，不可行承气者，增液汤主之。服增液汤已，周十二时观之，若大便不下者，合调胃承气汤微和之。（中焦11）

阳明温病，下后汗出，当复其阴，益胃汤主之。（中焦12）

阳明温病，下之不通，其证有五：应下失下，正虚不能运药，不运药者死，新加黄龙汤主之。喘促不宁，痰涎壅滞，右寸实大，肺气不降者，宣白承气汤主之。左尺牢坚，小便赤痛，时烦渴甚，导赤承气汤主之。邪闭心包，神昏舌短，内窍不通，饮不解渴者，牛黄承气汤主之。津液不足，无水舟停者，间服增液，再不下者，增液承气汤主之。（中焦17）

阳明温病，干呕口苦而渴，尚未可下者，黄连黄芩汤主之。不渴而舌滑者属湿温。（中焦19）

阳明温病，舌黄燥，肉色绛，不渴者，邪在血分，清营汤主之。若滑者，不可与也，当于湿温中求之。（中焦20）

阳明温病，无汗，实证未剧，不可下，小便不利者，甘苦合化，冬地三黄汤主之。（中焦29）

暑温蔓延三焦，舌滑微黄，邪在气分者，三石汤主之；邪气久留，舌绛苔少，热搏血分者，加味清宫汤主之；神识不清，热闭内窍者，先与紫雪丹，再与清宫汤。（中

焦 41）

吸受秽湿，三焦分布，热蒸头胀，身痛呕逆，小便不通，神识昏迷，舌白，渴不多饮，先宜芳香通神利窍，安宫牛黄丸；继用淡渗分消浊湿，茯苓皮汤。（中焦 56）

三焦湿郁，升降失司，脘连腹胀，大便不爽，一加减正气散主之。（中焦 58）

脉缓，身痛，舌淡黄而滑，渴不多饮，或竟不渴，汗出热解，继而复热，内不能运水谷之湿，外复感时令之湿，发表攻里，两不可施，误认伤寒，必转坏证，徒清热则湿不退，徒祛湿则热愈炽，黄芩滑石汤主之。（中焦 63）

下 焦 篇

风温、温热、温疫、温毒、冬温，邪在阳明久羁，或已下，或未下，身热面赤，口干舌燥，甚则齿黑唇裂，脉沉实者，仍可下之；脉虚大，手足心热甚于手足背者，加减

复脉汤主之。（下焦1）

少阴温病，真阴欲竭，壮火复炽，心中烦，不得卧者，黄连阿胶汤主之。（下焦11）

夜热早凉，热退无汗，热自阴来者，青蒿鳖甲汤主之。（下焦12）

热邪深入下焦，脉沉数，舌干齿黑，手指但觉蠕动，急防痉厥，二甲复脉汤主之。（下焦13）

下焦温病，热深厥甚，脉细促，心中憺憺大动，其则心中痛者，三甲复脉汤主之。（下焦14）

热邪久羁，吸烁真阴，或因误表，或因妄攻，神倦瘛疭，脉气虚弱，舌绛苔少，时时欲脱者，大定风珠主之。（下焦16）

痉厥神昏，舌短，烦躁，手少阴证未罢者，先与牛黄紫雪辈，开窍搜邪；再与复脉汤存阴，三甲潜阳，临证细参，勿致倒乱。（下焦18）

暑邪深入少阴消渴者，连梅汤主之；入厥阴麻痹者，连梅汤主之；心热烦躁神迷甚者，先与紫雪丹，再与连梅汤。（下焦36）

治外感如将（兵贵神速，机圆法活，去邪务尽，善后务细，盖早平一日，则人少受一日之害）；治内伤如相（坐镇从容，神机默运，无功可言，无德可见，而人登寿域）。治上焦如羽（非轻不举）；治中焦如衡（非平不安）；治下焦如权（非重不沉）。（杂说）

太阴温病，不可发汗，发汗而汗不出者，必发斑疹，汗出过多者，必神昏谵语。发斑者，化斑汤主之；发疹者，银翘散去豆豉，加细生地、丹皮、大青叶，倍元参主之。禁升麻、柴胡、当归、防风、羌活、白芷、葛根、三春柳。神昏谵语者，清宫汤主之，牛黄丸、紫雪丹、局方至宝丹亦主之。（上焦16）

斑疹，用升提则衄，或厥，或呛咳，或昏痉，用壅补则瞀乱。（中焦23）

温病燥热，欲解燥者，先滋其干，不可纯用苦寒也，服之反燥甚。（中焦31）

白虎本为达热出表，若其人脉浮弦而细者，不可与也；脉沉者，不可与也；不渴者，不可与也；汗不出者，不可与也。常须识此，勿令误也。（上焦9）

斑疹阳明证悉具，外出不快，内壅特甚者，调胃承气汤微和之，得通则已，不可令大泄，大泄则内陷。（中焦24）

壮火尚盛者，不得用定风珠、复脉。邪少虚多者，不得用黄连阿胶汤。阴虚欲痉者，不得用青蒿鳖甲汤。（下焦17）

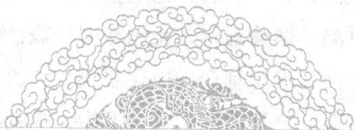

第十二章　药性歌诀四百味

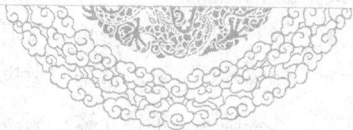

诸药之性，各有其功，温凉寒热，补泻宜通。
君臣佐使，运用于衷，相反畏恶，立见吉凶。
人参味甘，大补元气，止渴生津，调营养卫。
黄芪性温，收汗固表，托疮生肌，气虚莫少。
白术甘温，健脾强胃，止泻除湿，兼祛痰痞。
茯苓味淡，渗湿利窍，白化痰涎，赤通水道。
甘草甘温，调和诸药，炙则温中，生则泻火。
白芍酸寒，能收能补，泻痢腹痛，虚寒勿与。
赤芍酸寒，能泻能散，破血通经，产后勿犯。
生地微寒，能消湿热，骨蒸烦劳，兼消破血。
熟地微温，滋肾补血，益髓填精，乌须黑发。
麦门甘寒，解渴祛烦，补心清肺，虚热自安。
天门甘寒，肺痿肺痈，消痰止嗽，喘热有功。
黄连味苦，泻心除痞，清热明眸，厚肠止痢。
黄芩苦寒，枯泻肺火，子清大肠，湿热皆可。
黄柏苦寒，降火滋阴，骨蒸湿热，下血堪任。
栀子性寒，解郁除烦，吐衄胃热，火降小便。
连翘苦寒，能消痈毒，气聚血凝，湿热堪逐。
石膏大寒，能泄胃火，发渴头疼，解肌力妥。

滑石沉寒，滑能利窍，解渴除烦，湿热可疗。

贝母微寒，止嗽化痰，肺痈肺痿，开郁除烦。

大黄苦寒，实热积聚，祛痰润燥，疏通便秘。

柴胡味苦，能泻肝火，寒热往来，疟疾均可。

前胡微寒，宁嗽化痰，寒热头痛，痞闷能安。

升麻性寒，清胃解毒，升提下陷，牙痛可逐。

桔梗味甘，疗咽肿痛，载药上升，开胸利壅。

紫苏叶辛，风寒发表，梗下诸气，消除胀满。

麻黄味辛，解表出汗，身热头痛，风寒发散。

葛根味苦，祛风发散，温疟往来，止渴解酒。

薄荷味辛，最清头目，祛风化痰，骨蒸宜服。

防风甘温，能除头晕，骨节痹痛，诸风口噤。

荆芥味辛，能清头目，表汗祛风，治疮消瘀。

细辛辛温，少阴头痛，利窍通关，风湿皆用。

羌活微温，祛风除湿，身痛头痛，疏筋活血。

独活辛苦，颈项难舒，两足湿痹，诸风能除。

知母味苦，热渴能除，骨蒸有汗，痰嗽皆舒。

白芷辛温，阳明头痛，风热瘙痒，排脓通用。

藁本气温，除头颠顶，寒湿可去，风邪可屏。

香附味甘，快气开郁，止痛调经，更消宿食。

乌药辛温，心腹胀痛，小便滑数，顺气通用。

枳实味苦，消食除痞，破积化痰，冲墙倒壁。

枳壳微寒，快气宽肠，胸中气结，胀满堪尝。

白蔻辛温，能去瘴翳，益气调元，止呕和胃。

青皮苦温，能攻气滞，削坚平肝，安胃下食。

陈皮辛温，顺气宽膈，留白和胃，消痰去白。

苍术甘温，健脾燥湿，发汗宽中，更去瘴翳。

厚朴苦温，消胀泄满，痰气下利，其功不缓。

南星性热，能治风痰，破伤强直，风搐自安。

半夏味辛，健脾燥湿，痰厥头痛，嗽呕堪入。

藿香辛温，能止呕吐，发散风寒，霍乱为主。

槟榔味辛，破气杀虫，祛痰逐水，专除后重。

腹皮微温，能下膈气，安胃健脾，浮肿消去。

香薷味辛，伤暑便涩，霍乱水肿，除烦解热。

猪苓味淡，利水通淋，消肿除湿，多服损肾。

扁豆微温，转筋吐泻，下气和中，酒毒能化。

泽泻甘寒，消肿止渴，除湿通淋，阴汗自遏。

木通性寒，小肠热闭，利窍通经，最能导滞。

车前子寒，溺涩眼赤，小便能通，大便能安。

地骨皮寒，解肌退热，有汗骨蒸，强阴凉血。

木瓜味酸，湿肿脚气，霍乱转筋，足膝无力。

威灵苦温，腰膝冷痛，消痰痃癖，风湿皆用。

牡丹苦寒，破血通经，血分有热，无汗骨蒸。

玄参苦寒，清无根火，消肿骨蒸，补肾亦可。

沙参味苦，消肿排脓，补肝益肺，退热除风。

丹参味苦，破积调经，生新去恶，祛除带崩。

苦参味苦，痈肿疮疥，下血肠风，眉脱赤癞。

龙胆苦寒，疗眼赤痛，下焦湿肿，肝经热烦。

五加皮温，祛痛风痹，健步坚筋，益精止沥。

防己气寒，风湿脚痛，热积膀胱，消痈散肿。

地榆沉寒，血热堪用，血痢带崩，金疮止痛。

茯苓补心，善镇惊悸，恍惚健忘，兼除恚怒。

远志气温，能驱惊悸，安神镇心，令人多记。

酸枣味酸，敛汗驱烦，多眠用生，不眠用炒。

菖蒲性温，开心利窍，去痹除风，出声至妙。

柏子味甘，补心益气，敛汗扶阳，更疗惊悸。

益智辛温，安神益气，遗溺遗精，呕逆皆治。

甘松味香，善除恶气，治体香肌，心腹痛已。

小茴性温，能除疝气，腹痛腰痛，调中暖胃。

大茴味辛，疝气脚气，肿痛膀胱，止呕开胃。

干姜味辛，表解风寒，炮苦逐冷，虚热尤甚。

附子辛热，性走不守，四肢厥冷，回阳有功。

川乌大热，搜风入骨，湿痹寒痛，破积之物。

木香微温，散滞和胃，诸风能调，行肝泻肺。

沉香降气，暖胃追邪，通天彻底，卫气为佳。

丁香辛热，能除寒呕，心腹疼痛，温胃可晓。

砂仁辛温，养胃进食，止痛安胎，通经破滞。

荜澄茄辛，除胀化食，消痰止哕，能除邪气。

肉桂辛热，善通经脉，腹痛虚寒，温补可得。

桂枝小梗，横行手臂，止汗舒筋，治手足痹。

吴萸辛热，能调疝气，心腹寒痛，酸水能治。

延胡气温，心腹卒痛，通经活血，跌扑血崩。

薏苡味甘，专除湿痹，筋节拘挛，肺痈肺痿。

肉蔻辛温，脾胃虚冷，泻痢不休，功可立等。

草蔻辛温，治寒犯胃，作痛呕吐，不食能食。

诃子味苦，涩肠止痢，痰嗽喘急，降火敛肺。

草果味辛，消食除胀，截疟逐痰，解瘟辟瘴。

常山苦寒，截疟除痰，解伤寒热，水胀能宽。

良姜性热，下气宽中，转筋霍乱，酒食能功。

山楂味甘，磨消肉食，疗疝催疮，消膨健胃。

神曲味甘，开胃进食，破积逐痰，调中下气。

麦芽甘温，能消宿食，心腹膨胀，行血散滞。

苏子味辛，驱痰降气，止咳定喘，更润心肺。

白芥子辛，专化胁痰，疟蒸痞块，服之能安。

甘遂苦寒，破癥消痰，面浮蛊胀，利水能安。

大戟甘寒，消水利便，腹胀症坚，其功瞑眩。

芫花寒苦，能消胀蛊，利水泻湿，止咳痰吐。

商陆苦寒，赤白各异，赤者消风，白利水气。

海藻咸寒，消瘿散疬，除胀破癥，利水痛闭。

牵牛苦寒，利水消肿，蛊胀痃癖，散滞除壅。

葶苈辛苦，利水消肿，痰嗽癥瘕，治喘肺痈。

瞿麦苦寒，专治淋病，且能堕胎，通经立应。

三棱味苦，利血消癖，气滞作痛，虚者当忌。

五灵味甘，血痢腹痛，止血用炒，行血用生。

莪术温苦，善破痃癖，止渴消瘀，通经最宜。

干漆辛温，通经破瘕，追积杀虫，效如奔马。

蒲黄味甘，逐瘀止崩，补血须炒，破血用生。

苏木甘咸，能行积血，产后月经，兼治扑跌。

桃仁甘平，能润大肠，通经破瘀，血瘕堪尝。

姜黄味辛，消痈破血，心腹结痛，下气最捷。

郁金味苦，破血生肌，血淋溺血，郁结能舒。

金银花甘，疗痈无对，未成则散，已成则溃。

漏芦性寒，祛恶疮毒，补血排脓，生肌长肉。

藜芦味苦，疗疮瘙痒，白癜头疮，翳除目朗。

白芨味苦，功专收敛，肿毒疮疡，外科最善。

蛇床辛苦，下气温中，恶疮疥癞，逐瘀祛风。

天麻味甘，能驱头眩，小儿惊痫，拘挛瘫痪。

白附辛温，治面百病，血痹风疮，中风痰症。

全蝎味辛，祛风痰毒，口眼歪斜，风痫发搐。

蝉蜕甘寒，消风定惊，杀疳除热，退翳侵睛。

僵蚕味咸，诸风惊痫，湿痰喉痹，疮毒瘢痕。

蜈蚣味辛，蛇虺恶毒，止痉除邪，堕胎逐瘀。

木鳖甘寒，能追疮毒，乳痈腰痛，消肿最速。

蜂房咸苦，惊痫瘛疭，牙痛肿毒，瘰疬肺痈。

　　花蛇温毒，瘫痪㖞斜，大风疥癞，诸毒称佳。

　　蛇蜕辟恶，能除翳膜，肠痔蛊毒，惊痫抽搐。

　　槐花味苦，痔漏肠风，大肠热痢，更杀蛔虫。

　　鼠黏子辛，能除疮毒，阴疹风热，咽痛可逐。

　　茵陈味苦，退疸除黄，泻湿利水，清热为凉。

　　红花辛温，最消瘀热，多则通经，少则养血。

　　蔓荆子苦，头痛能医，拘挛湿痹，泪眼可除。

　　兜铃苦寒，能熏痔漏，定喘消痰，肺热久嗽。

　　百合味甘，安心定胆，止嗽消浮，痈疽可啖。

　　秦艽微寒，除湿荣筋，肢节风痛，下血骨蒸。

　　紫菀苦辛，痰喘咳逆，肺痈吐脓，寒热并济。

　　款花甘温，理肺消痰，肺痈咳喘，补劳除烦。

　　金沸草温，消痰止嗽，明目祛风，逐水尤妙。

　　桑皮甘辛，止嗽定喘，泻肺火邪，其功不少。

　　杏仁温苦，风寒喘嗽，大肠气闭，便难切要。

　　乌梅酸温，收敛肺气，止渴生津，善除热利。

　　瓜蒌仁寒，宁嗽化痰，伤寒结胸，解渴止烦。

　　密蒙花甘，主能明目，虚翳青盲，服之速效。

　　菊花味甘，除热祛风，头晕目赤，收泪有功。

木贼味甘，益肝退翳，能止月经，更消积聚。

决明子甘，能祛肝热，目痛收泪，仍止鼻血。

犀角酸寒，化毒辟邪，解热止血，消肿毒蛇。

羚羊角寒，明目清肝，祛惊解毒，神智能安。

龟甲味甘，滋阴补肾，止血续筋，更医颅卤。

鳖甲咸寒，劳嗽骨蒸，散瘀消肿，祛痞除癥。

海蛤味咸，清热化痰，胸痛水肿，坚软结散。

桑上寄生，风湿腰痛，安胎止崩，疮疡亦用。

火麻味甘，下乳催生，润肠通结，小水能行。

山豆根苦，疗咽肿痛，敷蛇虫伤，可救急用。

益母草甘，女科为主，产后胎前，生新祛瘀。

紫草苦寒，能通九窍，利水消膨，痘疹最要。

紫葳味酸，调经止痛，崩中带下，癥瘕通用。

地肤子寒，去膀胱热，皮肤瘙痒，除湿甚捷。

楝根性寒，能追诸虫，疼痛立止，积聚立通。

樗根味苦，泻痢带崩，肠风痔漏，燥湿涩精。

泽兰甘苦，痈肿能消，打扑伤损，肢体虚浮。

牙皂味辛，通关利窍，敷肿痛消，吐风痰妙。

芜荑味辛，驱邪杀虫，痔痈癣疥，化食除风。

雷丸味苦，善杀诸虫，癫痫蛊毒，治儿有功。

胡麻仁甘，疗肿恶疮，熟补虚损，筋壮力强。

苍耳子苦，疥癣细疮，驱风湿痹，瘙痒堪尝。

蕤仁味甘，风肿烂弦，热胀努肉，眼泪立痊。

青葙子苦，肝脏热毒，爆发赤障，青盲可服。

谷精草辛，牙齿风痛，口疮咽痹，眼翳通用。

白薇大寒，疗风治疟，人事不知，昏厥堪却。

白蔹微寒，儿疟惊痫，女阴肿痛，痈疔可啖。

青蒿气寒，童便熬膏，虚寒盗汗，除骨蒸劳。

茅根味甘，通过逐瘀，治吐衄血，客热可去。

大小蓟苦，消肿破血，吐衄咳唾，崩漏可啜。

枇杷叶苦，便理肺脏，吐秽不已，解酒清上。

木律大寒，口齿圣药，瘰疬能治，心烦可却。

射干味苦，逐瘀通经，喉痹口臭，痈毒堪凭。

鬼箭羽苦，通经堕胎，杀虫祛结，驱邪除乖。

夏枯草苦，瘰疬瘿瘤，破癥散结，湿痹能疗。

卷柏味辛，癥瘕血闭，风眩痿躄，更驱鬼疰。

马鞭味苦，破血通经，癥瘕痞块，服之最灵。

鹤虱味苦，杀虫追毒，心腹卒痛，蛔虫堪逐。

白头翁寒，散癥逐血，瘿疬疮疝，止痛百节。

旱莲草甘，生须黑发，赤痢可止，血流可截。

慈菇辛苦，疗肿痈疽，恶疮瘾疹，蛇虺并施。

榆皮味甘，通水除淋，能利关节，敷肿痛定。

钩藤微寒，疗儿惊痫，手足瘛疭，抽搐口眼。

稀莶味苦，追风除湿，聪耳明目，乌须黑发。

葵花味甘，带痢两功，赤治赤者，白治白同。

辛夷味辛，鼻塞流涕，香臭不闻，通窍之剂。

续随子辛，恶疮蛊毒，通经消积，不可过服。

海桐皮苦，霍乱久痢，疳匿疥癣，牙痛亦治。

石楠藤辛，肾衰脚弱，风淫湿痹，堪为妙药。

鬼臼有毒，辟瘟除恶，虫毒鬼疰，风邪可却。

大青气寒，伤寒热毒，黄汗黄疸，时疫宜服。

侧柏叶苦，吐衄崩痢，能生须眉，除湿之剂。

槐实味苦，阴疮湿痒，五痔肿痛，止涎极莽。

瓦楞子咸，妇人血块，男子痰癖，癥瘕可愈。

棕榈子苦，禁泄涩痢，带下崩中，肠风堪治。

冬葵子寒，滑胎易产，癃利小便，善通乳难。

淫羊藿辛，阴起阳兴，坚筋益骨，智强力增。

松脂味甘，滋阴补阳，祛风安脏，膏可贴疮。

覆盆子甘，肾损精竭，黑须明眸，补虚续绝。

合欢味甘，利人心志，安脏明目，快乐无虑。

金樱子甘，梦遗精滑，禁止遗尿，寸白虫杀。

楮实味甘，壮筋明目，益气补虚，阴痿当服。

郁李仁酸，破血润燥，消肿利便，关格通导。

没食子苦，益血生精，染发最妙，禁痢极灵。

空青气寒，治眼通灵，青盲赤肿，去暗回明。

密陀僧咸，止痢医痔，能除白癜，诸疮可医。

伏龙肝温，治疫安胎，吐气咳逆，心烦妙哉。

石灰味辛，性烈有毒，辟虫立死，堕胎极速。

穿山甲毒，痔癖恶疮，吹奶肿痛，通络散风。

蚯蚓气寒，伤寒温病，大热狂言，投之立应。

蜘蛛气寒，狐疝偏痛，蛇虺咬涂，疔肿敷用。

蟾蜍气凉，杀疳蚀癖，瘟疫能治，疮毒可祛。

刺猬皮苦，主医五痔，阴肿疝痛，能开胃气。

蛤蚧味咸，肺痿血咳，传尸劳疰，邪魅可却。

蝼蛄味咸，治十水肿，上下左右，效不旋踵。

蜗牛味咸，口眼喎癖，惊痫拘挛，脱肛咸治。

桑螵蛸咸，淋浊精泄，除疝腰痛，虚损莫缺。

田螺性冷，利大小便，消肿除热，醒酒立见。

象牙气平，杂物刺喉，能通小便，诸疮可疗。

水蛭味咸，除积瘀坚，通经堕胎，折伤可愈。

贝子味咸，解肌散结，利水消肿，目翳清洁。

蛤蜊肉冷，能止消渴，酒毒堪除，开胃顿豁。

海粉味咸，大治顽痰，妇人白带，咸能软坚。

石蟹味咸，点睛肿翳，解蛊肿毒，催生落地。

海螵蛸咸，漏下赤白，癥瘕疝气，阴肿可得。

无名异甘，金疮折损，去瘀止痛，生肌有准。

青礞石寒，硝煅金色，坠痰消食，神妙莫测。

磁石味咸，专杀铁毒，若误吞针，系线即出。

花蕊石寒，善止诸血，金疮血流，产后血涌。

代赭石寒，下胎崩带，儿疳泻痢，惊痫诡怪。

黑铅味甘，止呕反胃，瘰疬外敷，安神定志。

银屑味辛，谵语恍惚，定志养神，镇心明目。

金屑味甘，善安魂魄，癫狂惊痫，调和血脉。

狗脊味甘，酒蒸入剂，腰背膝痛，风寒湿痹。

骨碎补温，折伤骨节，风血积痛，最能破血。

茜草味苦，便衄吐血，经带崩漏，损伤虚热。

预知子贵，缀衣领中，遇毒声作，诛蛊杀虫。

王不留行，调经催产，除风痹痉，乳痈当啖。

狼毒味辛，破积瘕症，恶疮鼠瘘，止心腹疼。

藜芦味辛，最能发吐，肠澼泻痢，杀虫消蛊。

蓖麻子辛，吸出滞物，涂顶肠收，涂足胎出。

荜拨味辛，温中下气，疝癖阴疝，霍乱泻痢。

百部味甘，骨蒸劳祭，杀疳蛔虫，久嗽功大。

京墨味辛，吐衄下血，产后崩中，止血甚捷。

黄荆子苦，善治咳逆，骨节寒热，能下肺气。

女贞子苦，黑发乌须，强筋壮力，祛风补虚。

瓜蒂苦寒，善能吐痰，消身肿胀，并治黄疸。

粟壳性涩，泄利嗽怯，劫病如神，杀人如箭。

巴豆辛热，除胃寒积，破癥消痰，大能通利。

夜明砂粪，能下死胎，小儿无辜，瘰疬堪裁。

斑蝥有毒，破血通经，诸疮瘰疬，水道能行。

蚕沙性温，湿痹瘾疹，瘫风肠鸣，消渴可饮。

胡黄连苦，治劳骨蒸，小儿疳痢，盗汗虚惊。

使君甘温，消疳消浊，泻痢诸虫，总能除却。

赤石脂温，保固肠胃，溃疡生肌，涩精泻痢。

青黛咸寒，能平肝木，惊痫疳痢，兼除热毒。

阿胶甘温，止咳脓血，吐血胎崩，虚羸可啜。

白矾味酸，化痰解毒，治症多能，难以尽述。

五倍苦酸，疗齿疳匿，痔痢疮脓，兼除风热。

玄明粉辛，能逐宿垢，化积消痰，诸热可疗。

通草味甘，善治膀胱，消痈散肿，能医乳房。

枸杞甘平，填精补髓，明目祛风，阴兴阳起。

黄精味甘，能安脏腑，五劳七伤，此药大补。

何首乌甘，填精种子，黑发悦颜，长生不死。

五味酸温，生津止渴，久嗽虚劳，金水枯竭。

山茱性温，涩精益髓，肾虚耳鸣，腰膝痛止。

石斛味甘，却惊定志，壮骨补虚，善驱冷痹。

破故纸温，腰膝酸痛，兴阳固精，盐酒炒用。

山药甘温，理脾止泻，益肾补中，诸虚可治。

苁蓉味甘，峻补精血，若骤用之，更动便滑。

菟丝甘平，梦遗滑精，腰痛膝冷，添髓壮筋。

牛膝味苦，除湿痹痿，腰膝酸痛，小便淋漓。

巴戟辛甘，大补虚损，精滑梦遗，强筋固本。

仙茅味辛，腰足挛痹，虚损劳伤，阳道兴起。

牡蛎微寒，涩精止汗，带崩胁痛，老痰祛散。

楝子苦寒，膀胱疝气，中湿伤寒，利水之剂。

萆薢甘苦，风寒湿痹，腰背冷痛，添精益气。

寄生甘苦，腰痛顽麻，续筋壮骨，风湿尤佳。

续断味辛，接骨续筋，跌仆折损，且固遗精。

龙骨味甘，梦遗精泄，崩带肠痈，惊痫风热。

人之头发，补阴甚捷，吐衄血晕，风惊痫热。

天灵盖咸，传尸劳瘵，温疟血崩，投之立愈。

雀卵气温，善扶阳痿，可致壮强，当能固闭。

鹿茸甘温，益气滋阴，泄精尿血，崩带堪任。

鹿角胶温，吐衄虚羸，跌仆伤损，劳瘵骨蒸。

腽肭脐若，补益元阳，驱邪辟鬼，痃癖劳伤。

紫河车甘，疗诸虚损，劳瘵骨蒸，滋培根本。

枫香味辛，外科要药，瘙疮瘾疹，齿痛亦可。

檀香味辛，升胃进食，霍乱腹痛，中恶秽气。

安息香辛，辟邪驱恶，逐鬼消蛊，鬼胎能落。

苏和香甘，祛痰辟秽，蛊毒痫痓，梦魇能起。

熊胆味苦，热蒸黄疸，恶疮虫痔，五疳惊痫。

卤沙有毒，溃痈烂肉，除翳生肌，破癥消毒。
硼砂味辛，疗喉肿痛，膈上热痰，噙化立中。
朱砂味甘，镇心养神，驱邪杀鬼，定魄安魂。
硫黄性热，扫除疥疮，壮阳逐冷，寒邪敢当。
龙脑味辛，目痛头痹，狂燥妄语，真为良剂。
芦荟气寒，杀虫消疳，癫痫惊搐，服之立安。
天竺黄甘，急慢惊风，镇心解热，驱邪有功。
麝香辛温，善通关窍，伐鬼安惊，解毒甚妙。
乳香辛苦，疗诸恶疮，生肌主痛，心腹尤良。
没药温平，治疮止痛，跌打损伤，破血通用。
阿魏性温，除癥破结，却鬼杀虫，传尸可灭。
水银性寒，治疥杀虫，断绝胎孕，催生立通。
轻粉性燥，外科要药，杨梅诸毒，杀虫可托。
灵砂性温，能通血脉，杀鬼辟邪，安魂定魄。
砒霜大毒，风痰可吐，截疟除哮，能消沉痼。
雄黄辛温，辟邪解毒，更治蛇虺，喉风息肉。
珍珠气寒，镇惊除痫，开聋磨翳，止渴坠痰。
牛黄味苦，大治风痰，安魂定魄，惊痫灵丹。
琥珀味甘，安魂定魄，破瘀消癥，利水通淋。

血竭味咸，跌仆伤损，恶毒疮痛，破血有准。

石钟乳甘，气乃剽悍，益气固精，明目延寿。

阳起石甘，肾气乏绝，阴痿不起，其效甚捷。

桑椹子甘，解金石燥，清除热渴，染须发皓。

蒲公英苦，溃坚消肿，结核能除，食毒堪用。

石韦味苦，通利膀胱，遗尿或淋，发背疮疡。

扁蓄味苦，疥瘙疸痔，小儿蛔虫，女人阴蚀。

赤箭味苦，原号定风，杀鬼蛊毒，除疝疗痈。

鸡内金寒，溺遗精泄，禁痢漏崩，更除烦热。

鳗鲡鱼甘，劳祭杀虫，痔漏疮疹，崩疾有功。

螃蟹味咸，散血解结，益气养精，除雄烦热。

马肉味辛，堪强腰脊，自死老死，并弃勿食。

白鸽肉平，解诸药毒，能除疥疮，味胜猪肉。

兔肉味辛，补中益气，止渴健脾，孕妇勿食。

牛肉属土，补脾胃弱，乳养虚羸，善滋血涸。

猪肉味甘，量食补虚，动风痰物，多食虚肥。

羊肉味甘，专补虚羸，开胃补肾，不致阳痿。

雄鸡味甘，动风助火，补虚温中，血漏亦可。

鸭肉散寒，补虚劳怯，消水肿胀，退惊痫热。

鲤鱼味甘，和中补虚，理胃进食，肠澼泻痢。

驴肉微寒，安心解烦，能祛痼疾，以动风淫。

鳝鱼味甘，益智补中，能祛狐臭，善散湿风。

白鹅肉甘，大补腹脏，最发疮毒，瘤疾勿与。

犬肉性温，益气壮阳，炙食作渴，阴虚禁尝。

鳖肉性冷，凉血补阴，癥瘕无食，孕妇勿侵。

芡实味甘，能益精气，腰膝酸痛，皆主湿痹。

石莲子苦，疗噤口痢，白浊遗精，清心良剂。

藕味甘甜，解酒清热，消烦逐瘀，止吐衄血。

龙眼味甘，归脾益智，健忘怔中，聪明广记。

莲须味甘，益肾乌须，涩精固髓，悦颜补虚。

柿子气寒，能润心肺，止渴化痰，涩肠止痢。

石榴皮酸，能禁精漏，止痢涩肠，染须尤妙。

陈仓谷米，调和脾胃，解渴除烦，能止泻痢。

莱菔子辛，喘咳下气，倒壁冲墙，胀满消去。

芥菜味辛，除邪通鼻，能利九窍，多食通气。

浆水味酸，酷热当茶，除烦消食，泻痢堪夸。

砂糖味甘，润肺和中，多食损齿，湿热生虫。

饴糖味甘，和脾润肺，止渴消痰，中满休食。

麻油性冷，善解诸毒，百病能除，功难悉数。

白果甘苦，喘嗽白浊，点茶压酒，不可多嚼。

胡桃肉甘，补肾黑发，多食生痰，动气之物。

梨味甘酸，解酒除渴，止嗽消痰，善驱烦热。

榧实味甘，主疗五痔，蛊毒三虫，不可多食。

竹茹止呕，能除寒热，胃热咳哕，不寐安歇。

竹叶味甘，退热安眠，化痰定喘，止渴消烦。

竹沥味甘，阴虚痰火，汗热渴烦，效如开锁。

莱菔根甘，下气消谷，痰癖咳嗽，兼解面毒。

灯草味甘，能利小水，癃闭成淋，湿肿为最。

艾叶温平，驱邪逐鬼，漏血安胎，心痛即愈。

绿豆气寒，能解百毒，止渴除烦，诸热可服。

川椒辛热，驱邪逐寒，明目杀虫，温而不猛。

胡椒味辛，心腹冷痛，下气温中，跌仆堪用。

石蜜甘平，入药炼熟，益气补中，润燥解毒。

马齿苋寒，青盲白翳，利便杀虫，癥痫咸治。

葱白辛温，发表出汗，伤寒头痛，肿痛皆散。

胡荽味辛，上止头痛，内消谷食，痘疹发生。

韭味辛温，祛除胃热，汁清血淤，子医梦泄。

大蒜辛温，化肉消谷，解毒败痈，多用伤目。

食盐味咸，能吐中痰，心腹卒痛，过多损颜。

茶茗性苦，热渴能济，上清头目，下消食气。

酒通血脉，消愁遣兴，少饮壮神，多饮损命。

醋消肿毒，积瘕可去，产后金疮，血晕皆治。

乌梅味酸，除烦解渴，霍疟泻痢，止嗽劳热。

淡豆豉寒，能除懊恼，伤寒头痛，兼理瘴气。

莲子味甘，健脾理胃，止泻涩精，清心养气。

大枣味甘，调和百药，益气养脾，中满休嚼。

人乳味甘，补阴益阳，悦颜明目，羸劣仙方。

童便味凉，打仆淤血，虚劳骨蒸，热嗽尤捷。

生姜性温，通畅神明，痰嗽呕吐，开胃极灵。

药共四百，精制不同，生熟新久，炮煅炙烘。

汤丸膏散，各起疲癃，合宜而用，乃是良工。

云林歌括，可以训蒙，略陈梗概，以候明公。

理加斫削，济世无穷。

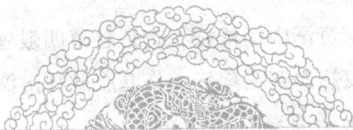

第十三章 汤头歌诀

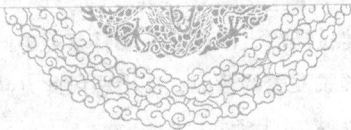

解 表 剂

辛温解表剂

麻黄汤：

麻黄汤中用桂枝，杏仁甘草四般施，
发热恶寒头项痛，伤寒服此汗淋漓。

大青龙汤：

大青龙汤桂麻黄，杏草石膏姜枣藏，
太阳无汗兼烦躁，风寒两解此为良。

桂枝汤：

桂枝汤治太阳风，芍药甘草姜枣同，
解肌发表调营卫，汗出恶风此方功。

九味羌活汤：

九味羌活用防风，细辛苍芷与川芎，
黄芩生地同甘草，三阳解表益姜葱。

香苏散：

香苏散内草陈皮，疏散风寒又理气，
外感风寒兼气滞，寒热无汗胸脘痞。

小青龙汤：

小青龙汤治水气，喘咳呕哕渴利慰，

姜桂麻黄芍药甘，细辛半夏兼五味。

止嗽散：

止嗽散中用白前，陈皮桔梗草荆添，

紫菀百部同蒸用，感冒咳嗽此方宜。

辛凉解表剂

银翘散：

银翘散主上焦医，竹叶荆牛薄荷豉，

甘桔芦根凉解法，风湿初感此方宜。

桑菊饮：

桑菊饮中桔梗翘，杏仁甘草薄荷饶，

芦根为引轻清剂，热盛阳明入母膏。

麻杏甘石汤：

仲景麻杏甘石汤，辛凉宣肺清热良，

邪热壅肺咳喘急，有汗无汗均可尝。

柴葛解肌汤：

柴葛解肌陶氏汤，邪在三阳热势张，

芩芍桔甘羌活芷，石膏大枣与生姜。

升麻葛根汤：

《局方》升麻葛根汤，芍药甘草合成方，
麻疹初起出不透，解肌透疹此方良。

葱豉桔梗汤：

葱豉桔梗薄荷翘，山栀竹叶合甘草，
邪热束肺嗽咽痛，风温初起此方疗。

扶正解表剂

（人参）败毒散：

人参败毒茯苓草，枳桔柴前羌独芎，
薄荷少许姜三片，四时感冒有奇功。

参苏饮：

参苏饮内用陈皮，枳壳前胡半夏宜，
干葛木香甘桔茯，内伤外感此方推。

再造散：

再造散用参芪甘，桂附羌防芎芍参，
细辛加枣煨姜煎，阳虚无汗法当谙。

麻黄细辛附子汤：

麻黄细辛附子汤，发表温经两法彰，
若非表里相兼治，少阴反热曷能康。

加减葳蕤汤：

加减葳蕤用白薇，豆豉生葱桔梗随，
草枣薄荷共八味，滋阴发汗此方魁。

葱白七味饮：

葱白七味《外台》方，新豉葛根与生姜，
麦冬生地千扬水，血虚外感最相当。

泻下剂
寒下剂

大承气汤：

大承气汤用芒硝，枳实厚朴大黄饶，
救阴泻热功偏擅，急下阳明有数条。

大陷胸汤：

大陷胸汤用硝黄，甘遂一克效力强，
擅疗热实结胸证，泻热逐水效专长。

温 下 剂

大黄附子汤：

大黄附子细辛汤，散寒通便止痛良，

寒积里实服此方，邪去正安腹通畅。

温脾汤：

温脾参附与干姜，甘草当归硝大黄，

寒热并行治寒积，脐腹绞结痛非常。

三物备急丸：

三物备急巴豆研，干姜大黄炼蜜丸，

猝然腹痛因寒积，速投此方急救先。

润 下 剂

麻子仁丸(脾约丸)：

麻子仁丸小承气，杏芍麻仁治便秘，

胃热津亏解便难，润肠通便脾约济。

五仁丸：

五仁柏子杏仁桃，松子陈皮郁李饶，

炼蜜为丸米饮下，润肠通便效力高。

济川煎：

济川归膝肉苁蓉，泽泻升麻枳壳从，

肾虚精亏肠中燥，寓通于补法堪宗。

逐 水 剂

十枣汤：

十枣逐水效堪夸，大戟甘遂与芫花，

悬饮内停胸胁痛，大腹肿满用无差。

禹功散：

《儒门事亲》禹功散，牵牛茴香一同研，

行气逐水又通便，姜汁调下阳水痊。

攻补兼施剂

黄龙汤：

黄龙枳朴与硝黄，参归甘桔枣生姜，

阳明腑实气血弱，攻补兼施效力强。

增液承气汤：

增液承气玄地冬，加入硝黄效力增，

热结阴亏大便秘，增水行舟肠腑通。

和 解 剂
和解少阳剂

小柴胡汤：

小柴胡汤和解供，半夏人参甘草从，

更用黄芩加姜枣，少阳百病此为宗。

蒿芩清胆汤：

俞氏蒿芩清胆汤，陈皮半夏竹茹襄，

赤苓枳壳兼碧玉，湿热轻宣此法良。

达原饮：

达原饮用槟朴芩，芍甘知母草果并，

邪伏膜原寒热作，开膜辟秽化浊行。

调和肝脾剂

四逆散：

四逆散里用柴胡，芍药枳实甘草须，

此是阳邪成郁逆，敛阴泄热平剂扶。

逍遥散：

逍遥散用当归芍，柴苓术草加姜薄，

散郁除蒸功最奇，调经八味丹栀着。

痛泻要方：

痛泻要方陈皮芍，防风白术煎丸酌，

补泻并用理肝脾，若作食伤医更错。

调和寒热剂

半夏泻心汤：

半夏泻心黄连芩，干姜甘草与人参，

大枣和之治虚痞，法在降阳而和阴。

清 热 剂

清气分热剂

白虎汤：

白虎汤用石膏偎，知母甘草粳米陪，

亦有加入人参者，躁烦热渴舌生苔。

竹叶石膏汤：

竹叶石膏汤人参，麦冬半夏竹叶灵，

甘草生姜兼粳米，暑烦热渴脉虚寻。

清营凉血剂

清营汤：
清营汤治热传营，脉数舌绛辨分明，
犀地银翘玄连竹，丹麦清热更护阴。

犀角地黄汤：
犀角地黄芍药丹，血升胃热火邪干，
斑黄阳毒皆堪治，或益柴芩总伐肝。

清热解毒剂

黄连解毒汤：
黄连解毒汤四味，黄柏黄芩栀子备，
躁狂大热呕不眠，吐衄斑黄均可使。

凉膈散：
凉膈硝黄栀子翘，黄芩甘草薄荷饶，
竹叶蜜煎疗膈上，中焦燥实服之消。

普济消毒饮：
普济消毒芩连鼠，玄参甘桔板蓝根，
升柴马勃连翘陈，薄荷僵蚕为末咀，

或加人参及大黄，大头天行力能御。

气血两清剂

清瘟败毒饮：

清瘟败毒地连芩，丹石栀甘竹叶寻，
犀角玄翘知芍桔，瘟邪泻毒亦滋阴。

清脏腑热剂

导赤散：

导赤生地与木通，草梢竹叶四般攻，
口糜淋痛小肠火，引热同归小便中。

龙胆泻肝汤：

龙胆泻肝栀芩柴，生地车前泽泻偕，
木通甘草当归和，肝经湿热力能排。

左金丸：

左金茱连六一丸，肝经火郁吐吞酸，
再加芍药名戊己，热泻热痢服之安。

泻白散：

泻白桑皮地骨皮，甘草粳米四般宜，

参茯知芩皆可入，肺热喘嗽此方施。

清胃散：

清胃散用升麻连，当归生地牡丹全，
或益石膏平胃热，口疮吐衄及牙宣。

玉女煎：

玉女煎中地膝兼，石膏知母麦冬全，
阴虚胃火牙疼效，去膝地生湿热痊。

芍药汤：

芍药芩连与锦纹，桂甘槟木及归身，
别名导气除甘桂，枳壳加之效若神。

白头翁汤：

白头翁汤治热痢，黄连黄柏佐秦皮，
清热解毒并凉血，赤多白少脓血医。

清虚热剂

青蒿鳖甲汤：

青蒿鳖甲知地丹，阴分热伏此方攀，
夜热早凉无汗者，从里达表服之安。

清骨散：

清骨散用银柴胡，胡连秦艽鳖甲辅，

地骨青蒿知母草，骨蒸劳热保无虚。

当归六黄汤：

当归六黄治汗出，芪柏芩连生熟地，

泻火固表复滋阴，加麻黄根功更异。

祛暑剂

祛暑解表剂

香薷散：

三物香薷豆朴先，散寒化湿功效兼，

若益银翘豆易花，新加香薷祛暑煎。

新加香薷饮：

新加香薷朴银翘，扁豆鲜花一齐熬，

暑温口渴汗不出，清热化湿又解表。

祛暑利湿剂

六一散（益元散）：

六一滑石同甘草，解肌行水兼清燥，

统治表里及三焦，热渴暑烦泻痢保，
益元碧石与鸡苏，砂黛薄荷加之好。

桂苓甘露散：

桂苓甘露猪苓膏，术泽寒水滑石草，
清暑化气又利湿，发热烦渴吐泻消。

祛暑益气剂

清暑益气汤：

王氏清暑益气汤，西瓜翠衣荷梗襄，
知麦石斛西洋参，黄连竹叶草粳方。

温里剂
温中驱寒剂

理中丸：

理中丸主理中乡，甘草人参术黑姜，
呕利腹痛阴寒盛，或加附子总扶阳。

小建中汤：

小建中汤芍药多，桂姜甘草大枣和，
更加饴糖补中藏，虚劳腹痛服之瘥。

吴茱萸汤:

吴茱萸汤人参枣,重用生姜温胃好,

阳明寒呕少阳利,厥阴头痛皆能保。

大建中汤:

大建中汤建中阳,蜀椒干姜参饴糖,

阴虚阳虚腹冷痛,温补中焦止痛强。

回阳救逆剂

四逆汤:

四逆汤中姜附草,阳衰寒厥急煎尝,

腹痛吐泻脉沉细,急投此方可回阳。

回阳救急汤:

回阳救急用六君,桂附干姜五味群,

加麝三厘或胆汁,三阴寒厥建奇勋。

温经散寒剂

当归四逆汤:

当归四逆芍桂枝,细辛甘草通草施,

血虚寒厥四末冷,温经通脉最相宜。

黄芪桂枝五物汤：

黄芪桂枝五物汤，芍药大枣与生姜，

益气温经和营卫，血痹风痹功效良。

暖肝煎：

暖肝煎中芪茯归，茴沉乌药姜肉桂，

下焦虚寒疝气痛，温补肝肾此方推。

表里双解剂

解表清里剂

葛根黄芩黄连汤：

葛根黄芩黄连汤，甘草四般治二阳，

解表清里兼和胃，喘汗自利保平康。

解表温里剂

五积散：

五积散治五般积，麻黄苍芷归芍芎，

枳桔桂苓甘茯朴，陈皮半夏加姜葱，

除桂枳陈余略炒，熟料尤增温散功，

温中解表祛寒湿，散痞调经用各充。

解表攻里剂

大柴胡汤：

大柴胡汤用大黄，枳实芩夏白芍将，
煎加姜枣表兼里，妙法内攻并外襄。

防风通圣散：

防风通圣大黄硝，荆芥麻黄栀芍翘，
甘桔芎归膏滑石，薄荷芩术力偏饶，
表里交功阳热盛，外科疡毒总能消。

疏凿饮子：

疏凿槟榔及商陆，芩皮大腹同椒目，
赤豆艽羌泻木通，兼益姜皮阳水服。

补 益 剂

补 气 剂

四君子汤：

四君子汤中和义，参术茯苓甘草比，
益以夏陈名六君，祛痰补气阳虚饵，
除却半夏名异功，或加香砂胃寒使。

参苓白术散：

参苓白术扁豆陈，山药甘莲砂薏仁，
桔梗上浮兼保肺，枣汤调服益脾神。

补中益气汤：

补中益气芪术陈，升柴参草当归身，
虚劳内伤功独擅，亦治阳虚外感因。

玉屏风散（当归补血汤）：

当归补血有奇功，归少芪多力最雄，
更有芪防同白术，别名止汗玉屏风。

生脉散：

生脉麦味与人参，保肺清心治暑淫，
气少汗多兼口渴，病危脉绝急煎斟。

人参蛤蚧散：

人参蛤蚧作散服，杏苓桑皮草二母，
肺肾气虚蕴痰热，咳喘痰血一并除。

补 血 剂

四物汤：

四物地芍与归芎，血家百病此方通，

八珍合入四君子，气血双疗功独崇，
再加黄芪与肉桂，十全大补补方雄。

当归补血汤：

当归补血有奇功，归少芪多力最雄，
更有芪防同白术，别名止汗玉屏风。

归脾汤：

归脾汤用术参芪，归草茯神远志随，
酸枣木香龙眼肉，煎加姜枣益心脾，
怔忡健忘俱可却，肠风崩漏总能医。

气血两补剂

八珍汤（八珍散）：

气血双补八珍汤，四君四物合成方，
煎加姜枣调营卫，气血亏虚服之康。

炙甘草汤（复脉汤）：

炙甘草汤姜参桂，麦冬生地火麻仁，
大枣阿胶加酒服，虚劳肺痿效如神。

泰山磐石散：

泰山磐石八珍全，去茯加芪芩断联，

再益砂仁及糯米，妇人胎动可安痊。

补 阴 剂

六味地黄丸(地黄丸)：
六味地黄益肝肾，茱薯丹泽地苓专，
阴虚火旺加知柏，养肝明目杞菊煎，
若加五味成都气，再入麦冬长寿丸。

左归丸：
左归丸用大熟地，枸杞萸肉薯牛膝，
龟鹿二胶菟丝入，补阴填精功效奇。

大补阴丸：
大补阴丸熟地黄，龟板知柏合成方，
猪髓蒸熟炼蜜丸，滋阴降火效力强。

一贯煎：
一贯煎中用地黄，沙参枸杞麦冬襄，
当归川楝水煎服，阴虚肝郁是妙方。

益胃汤：
益胃汤能养胃阴，冰糖玉竹与沙参，
麦冬生地同煎服，甘凉滋润生胃津。

补阳剂

肾气丸：

《金匮》肾气治肾虚，熟地怀药及山萸，

丹皮苓泽加桂附，引火归原热下趋。

右归丸：

右归丸中地附桂，山药茱萸菟丝归，

杜仲鹿胶枸杞子，益火之源此方魁。

阴阳并补剂

地黄饮子：

地黄饮子山茱斛，麦味菖蒲远志茯，

苁蓉附桂巴戟天，少入薄荷姜枣服。

龟鹿二仙胶：

龟鹿二仙最守真，补人三宝气精神，

人参枸杞和龟鹿，益寿延年实可珍。

七宝美髯丹：

七宝美髯何首乌，菟丝牛膝茯苓俱，

骨脂枸杞当归合，专益肝肾精血虚。

补天大造丸：

补天大造治虚劳，参芪术归枣白芍，

龟鹿用胶河车远，枸杞熟地苓山药。

固 涩 剂

固表止汗剂

牡蛎散：

牡蛎散内用黄芪，浮麦麻黄根最宜，

自汗盗汗心液损，固表敛汗见效奇。

敛肺止咳剂

九仙散：

九仙罂粟乌梅味，参胶桑皮款桔贝，

敛肺止咳益气阴，久咳肺虚效堪慰。

涩肠固脱剂

真人养脏汤（纯阳真人养脏汤）：

真人养脏诃粟壳，肉蔻当归桂木香，

术芍参甘为涩剂，脱肛久痢早煎尝。

四神丸：

四神故纸吴茱萸，肉蔻五味四般须，

大枣百枚姜八两，五更肾泄火衰扶。

桃花汤：

桃花汤用石脂宜，粳米干姜共用之，

为涩虚寒少阴剂，热邪滞下切难施。

驻车丸：

驻车丸用姜二两，当归阿胶各三两，

六两黄连重一般，阴虚久痢奏效良。

涩精止遗剂

金锁固精丸：

金锁固精芡莲须，龙骨蒺藜牡蛎需，

莲粉糊丸盐汤下，涩精秘气滑遗无。

桑螵蛸丸：

桑螵蛸散治便数，参苓龙骨同龟壳，

菖蒲远志及当归，补肾宁心健忘觉。

缩泉丸 (固真丸)：

缩泉丸治小便频，膀胱虚寒遗尿斟，

乌药益智各等分，山药糊丸效更珍。

固崩止带剂

固冲汤：

固冲汤中芪术龙，牡蛎海蛸五倍同，

茜草山萸棕炭芍，益气止血治血崩。

固经丸：

固经丸用龟板君，黄柏椿皮香附群，

黄芩芍药酒丸服，漏下崩中色黑殷。

易黄汤：

易黄山药与芡实，白果黄柏车前子，

固肾清热又祛湿，肾虚湿热带下医。

安 神 剂

重镇安神剂

朱砂安神丸：

朱砂安神东垣方，归连甘草合地黄，

怔忡不寐心烦乱，养阴清热可复康。

磁朱丸(神曲丸)：

磁朱丸中有神曲，安神潜阳治目疾，

心悸失眠皆可用，癫狂痫证服之宜。

珍珠母丸(真珠丸)：

珍珠母丸归地参，犀沉龙齿和枣仁，

朱砂为衣茯神入，镇心潜阳又宁神。

桂枝甘草龙骨牡蛎汤：

桂甘龙骨牡蛎汤，温补镇摄潜心阳，

心阳不足烦躁证，服之神安躁悸康。

补养安神剂

天王补心丸：

天王补心柏枣仁，二冬生地与归身，

三参桔梗朱砂味，远志茯苓共养神。

酸枣仁汤：

酸枣仁汤治失眠，川芎知草茯苓煎，

养血除烦清虚热，安然入睡梦乡甜。

甘麦大枣汤：

《金匮》甘麦大枣汤，妇人脏躁喜悲伤，

精神恍忽常欲哭，养心安神效力彰。

养心汤：

养心汤用草芪参，二茯芎归柏子寻，

夏曲远志兼桂味，再加酸枣总宁心。

交通心肾剂

交泰丸：

心肾不交交泰丸，一份桂心十份连，

怔忡不寐心阳亢，心肾交时自可安。

黄连阿胶汤：

黄连阿胶鸡子黄，黄芩白芍合成方，

水亏火炽烦不卧，滋阴降火自然康。

开 窍 剂
凉 开 剂

安宫牛黄丸：

安宫牛黄丸最精，芩连栀子郁砂并，

更加雄角珠水麝，退热清心力更宏。

紫雪丹：

紫雪犀羚朱朴硝，硝磁寒水滑和膏，

丁沉木麝升玄草，更用赤金法亦超。

至宝丹：

至宝朱砂麝息香，雄黄犀角与牛黄，

金银二箔兼龙脑，琥珀还同玳瑁良。

抱龙丸：

抱龙丸用天竺黄，雄黄辰砂并麝香，

更加南星甘草入，小儿急惊效力彰。

温 开 剂

苏合香丸(吃力伽丸)：

苏合香丸麝香息，木丁熏陆荜檀襄，

犀冰术沉诃香附，衣用朱砂中恶尝。

紫金锭：

紫金锭用麝朱雄，慈戟千金五倍同，

太乙玉枢名又别，祛痰逐秽及惊风。

理气剂
行气剂

越鞠丸（芎术丸）：
越鞠丸治六般郁，气血痰火湿食因，
芎苍香附兼栀曲，气畅郁舒痛闷伸。

柴胡疏肝散：
柴胡疏肝芍川芎，枳壳陈皮草香附，
疏肝行气兼活血，胁肋疼痛立能除。

金铃子散：
金铃子散止痛方，玄胡酒调效力强，
疏肝泄热行气血，心腹胸胁痛经良。

瓜蒌薤白白酒汤：
瓜蒌薤白治胸痹，益以白酒温肺气，
加夏加朴枳桂枝，治法稍殊名亦异。

半夏厚朴汤：
半夏厚朴与紫苏，茯苓生姜共煎服，
痰凝气聚成梅核，降逆开郁气自舒。

296

枳实消痞丸：

枳实消痞四君全，麦芽夏曲朴姜连，

蒸饼糊丸消积满，清热破结补虚痉。

厚朴温中汤：

厚朴温中陈草苓，干姜草蔻木香停，

煎服加姜治腹痛，虚寒胀满用皆灵。

天台乌药散（乌药散）：

天台乌药木茴香，川楝槟榔巴豆姜，

再用青皮为细末，一钱酒下痛疝尝。

橘核丸：

橘核丸中川楝桂，朴实延胡藻带昆，

桃仁二木酒糊合，癫疝痛顽盐酒吞。

加味乌药汤：

加味乌药汤砂仁，香附木香姜草伦，

配入延胡共八味，经前胀痛效堪珍。

降 气 剂

苏子降气汤：

苏子降气半夏归，前胡桂朴草姜随，

下虚上盛痰嗽喘，亦有加参贵和机。

定喘汤：

定喘白果与麻黄，款冬半夏白皮桑，

苏杏黄芩兼甘草，肺寒膈热喘哮尝。

四磨汤：

四磨亦治七情侵，人参乌药及槟沉，

浓磨煎服调逆气，实者枳壳易人参。

旋覆代赭汤：

旋覆代赭汤人参，半夏干姜大枣临，

重以镇逆咸软痞，痞硬噫气力能禁。

橘皮竹茹汤：

橘皮竹茹治呕呃，人参甘草枣姜益，

胃虚有热失和降，久病之后更相宜。

丁香柿蒂汤：

丁香柿蒂人参姜，呃逆因寒中气伤，

温中降逆又益气，虚寒气逆最相当。

暖肝煎：

暖肝煎中杞茯归，茴沉乌药姜肉桂，

下焦虚寒疝气痛，温补肝肾此方推。

理 血 剂

活血祛瘀剂

桃核承气汤：

桃仁承气五般奇，甘草硝黄并桂枝，

热结膀胱少腹胀，如狂蓄血最相宜。

血府逐瘀汤：

血府当归生地桃，红花赤芍枳壳草，

柴胡芎桔牛膝等，血化下行不作痨。

补阳还五汤：

补阳还五赤芍芎，归尾通经佐地龙，

四两黄芪为主药，血中瘀滞用桃红。

复元活血汤：

复元活血汤柴胡，花粉当归山甲人，

桃仁红花大黄草，损伤瘀血酒煎祛。

七厘散：

七厘散治跌打伤，血竭红花冰麝香，

乳没儿茶朱砂末，外敷内服均见长。

胶艾汤：

胶艾汤中四物先，阿胶艾叶甘草全，
妇人良方单胶艾，胎动血漏腹痛全，
胶艾四物加香附，方名妇宝调经专。

温经汤：

温经汤用桂萸芍，归芍丹皮姜夏冬，
参草阿胶调气血，暖宫祛瘀在温通。

生化汤：

生化汤宜产后尝，归芎桃草酒炮姜，
恶露不行少腹痛，温养活血最见长。

桂枝茯苓丸：

《金匮》桂枝茯苓丸，芍药桃仁和牡丹，
等分为末蜜丸服，活血化瘀癥块散。

失笑散：

失笑灵脂蒲黄共，等量为散酽醋冲，
瘀滞心腹时作痛，祛瘀止痛有奇功。

大黄䗪虫丸：

大黄䗪虫芩芍桃，地黄杏草漆脐螬，
水蛭虻虫和丸服，去瘀生新干血疗。

止 血 剂

十灰散：
十灰散用十般灰，柏荷茅茜丹棕煨，
二蓟栀黄各炒黑，上部出血势能摧。

咳血方：
咳血方中诃子收，瓜蒌海粉山栀投，
青黛蜜丸口嚼化，咳嗽痰血服之瘳。

小蓟饮子：
小蓟饮子藕蒲黄，木通滑石生地裹，
归草黑栀淡竹叶，血淋热结服之良。

槐花散：
槐花散用治肠风，侧柏黑荆枳壳充，
为末等分米饮下，宽肠凉血逐风动。

黄土汤：
黄土汤将远血医，胶芩地术附甘随，
温阳健脾能摄血，便血崩漏服之宜。

治 风 剂
疏散外风剂

川芎茶调散：

川芎茶调散荆防，辛芷薄荷甘草羌，
目昏鼻塞风攻上，偏正头痛悉能康。

大秦艽汤：

大秦艽汤羌独防，芎芷辛芩二地黄，
石膏归芍苓甘术，风邪散见可通尝。

消风散：

消风散内用荆防，蝉蜕胡麻苦参苍，
石知蒡通归地草，风疹湿疹服之康。

牵正散：

牵正散是《杨家方》，全蝎僵蚕白附裹，
服用少量热酒下，口眼㖞斜疗效彰。

小活络丹（活络丹）：

小活络丹天南星，二乌乳没加地龙，
寒湿瘀血成痹通，搜风活血经络通。

玉真散：

玉真散治破伤风，牙关紧闭反张弓，

星麻白附羌防芷，外敷内服一方通。

平息内风剂

羚角钩藤汤：

俞氏羚角钩藤汤，桑叶菊花鲜地黄，

芍草茯神川贝茹，凉肝增液定风方。

镇肝息风汤：

张氏镇肝息风汤，龙牡龟牛治亢阳，

代赭天冬元芍草，茵陈川楝麦芽襄。

天麻钩藤饮：

天麻钩藤益母桑，栀芩清热决潜阳，

杜仲牛膝益肾损，茯神夜交安眠良。

大定风珠：

大定风珠鸡子黄，胶芍三甲五味襄，

麦冬生地麻仁草，滋阴息风是妙方。

阿胶鸡子黄汤：

阿胶鸡子黄汤好，地芍钩藤牡蛎草，

决明茯神络石藤，阴虚动风此方保。

治 燥 剂

轻宣外燥剂

杏苏散：
杏苏散内夏陈前，枳桔苓草姜枣研，
轻宣温润治凉燥，咳止痰化病自痊。

桑杏汤：
桑杏汤中象贝宜，沙参栀豉与梨皮，
身热咽干咳痰少，辛凉甘润燥能医。

清燥救肺汤：
清燥救肺参草杷，石膏胶杏麦胡麻，
经霜收下干桑叶，解郁滋干效堪夸。

滋润内燥剂

麦门冬汤：
麦门冬汤用人参，枣草粳米半夏存，
肺痿咳逆因虚火，清养肺胃此方珍。

养阴清肺汤：

养阴清肺是妙方，玄参草芍冬地黄，

薄荷贝母丹皮入，时疫白喉急煎尝。

百合固金汤：

百合固金二地黄，玄参贝母桔甘藏，

麦冬芍药当归配，喘咳痰血肺家伤。

琼玉膏：

琼玉膏中生地黄，参苓白蜜炼膏尝，

肺桔干咳虚劳证，金水相滋效倍彰。

玉液汤

玉液山药芪葛根，花粉知味鸡内金，

消渴口干溲多数，补脾固肾益气阴。

增液汤：

增液汤用玄地冬，无水舟停便不通，

或合硝黄作泻剂，补泄兼施妙不同。

祛 湿 剂

化湿和胃剂

平胃散：

平胃散用朴陈皮，苍术甘草四味齐，
燥湿宽胸消胀满，调味和中此方宜。

藿香正气散：

藿香正气大腹苏，甘桔陈苓术朴俱，
夏曲白芷加姜枣，感伤岚瘴并能祛。

清热祛湿剂

茵陈蒿汤：

茵陈蒿汤治疸黄，阴阳寒热细推详，
阳黄大黄栀子入，阴黄附子与干姜，
亦有不用茵陈者，加草柏皮栀子汤。

八正散：

八正木通与车前，萹蓄大黄滑石研，
草梢瞿麦兼栀子，煎加灯草痛淋蠲。

三仁汤：

三仁杏蔻薏苡仁，朴夏白通滑竹伦，

水用甘澜扬百遍，湿温初起法堪遵。

甘露消毒丹：

甘露消毒蔻藿香，茵陈滑石木通菖，

芩翘贝母射干薄，暑疫湿温为末尝。

连朴饮：

连朴饮用香豆豉，菖蒲半夏焦山栀，

芦根厚朴黄连入，湿热霍乱此方施。

当归拈痛汤：

当归拈痛羌防升，猪泽茵陈芩葛朋，

二术苦参知母草，疮疡湿热服皆应。

二妙散：

二妙散中苍柏煎，若云三妙膝须添，

痿痹足疾堪多服，湿热全除病自痊，

再加苡仁名四妙，渗湿健脾功更全。

利水渗湿剂

五苓散：

五苓散治太阳腑，白术泽泻猪茯苓，

膀胱化气添官桂，利便消暑烦渴清。

猪苓汤：

猪苓汤用猪茯苓，泽泻滑石阿胶并，

小便不利兼烦渴，利水养阴热亦平。

防己黄芪汤：

黄芪防己除姜茯，术甘姜枣共煎尝，

此治风水与诸湿，身重汗出服之良。

五皮散：

五皮散用五般皮，陈茯姜桑大腹奇，

或用五加易桑白，脾虚肤胀此方司。

温化寒湿剂

苓桂术甘汤：

苓桂术甘化饮剂，温阳化饮又健脾，

饮邪上逆胸胁满，水饮下行悸眩去。

甘草干姜茯苓白术汤：

肾著汤内用干姜，茯苓甘草白术襄，

伤湿身重与腰冷，亦名甘姜苓术汤。

真武汤：

真武汤壮肾中阳，茯苓术芍附生姜，

少阴腹痛有水气，悸眩瞤惕保安康。

实脾散：

实脾苓术与木瓜，甘草木香大腹加，

草果附姜兼厚朴，虚寒阴水效堪夸。

祛湿化浊剂

草薢分清饮：

草薢分清石菖蒲，草薢乌药益智俱，

或益茯苓盐煎服，通心固肾浊精驱。

完带汤：

完带汤中用白术，山药人参白芍辅，

苍术车前黑芥穗，陈皮甘草与柴胡。

祛风胜湿剂

羌活胜湿汤：

羌活胜湿羌独芎，甘蔓藁本与防风，

湿气在表头腰重，发汗升阳有奇功。

独活寄生汤：

独活寄生芁防辛，芎归地芍桂苓均，

杜仲牛膝人参草，冷风顽痹屈能伸。

祛 痰 剂
燥湿化痰剂

二陈汤：

二陈汤用半夏陈，益以茯苓甘草成，

利气调中兼去湿，一切痰饮此方珍。

茯苓丸：

《指迷》茯苓丸最精，风化芒硝枳半并，

臂痛难移脾气阻，停痰伏饮有嘉名。

温胆汤：

温胆夏茹枳陈助，佐以茯草姜枣煮，

理气化痰利胆胃，胆郁痰扰诸症除。

清热化痰剂

清气化痰丸：

清气化痰星夏橘，杏仁枳实瓜蒌仁，
芩苓姜汁为糊丸，气顺火消痰自失。

小陷胸汤：

小陷胸汤连夏蒌，宽胸开结涤痰周，
邪热大陷胸汤治，甘遂硝黄一泻柔。

滚痰丸：

滚痰丸用青礞石，大黄黄芩沉水香，
百病多因痰作祟，顽痰怪症力能匡。

润燥化痰剂

贝母瓜蒌散：

贝母瓜蒌天花粉，橘红茯苓加桔梗，
肺燥有痰咳难出，润肺化痰此方珍。

温化寒痰剂

苓甘五味姜辛汤：
苓甘五味姜辛汤，温肺化饮常用方，
半夏杏仁均可加，寒痰水饮咳嗽康。

三子养亲汤：
三子养亲痰火方，芥苏莱菔共煎汤，
大便实硬加熟蜜，冬寒更可加生姜。

治风化痰剂

半夏白术天麻汤：
半夏白术天麻汤，苓草橘红枣生姜，
眩晕头痛风痰盛，痰化风息复正常。

定痫丸：
定痫二茯贝天麻，丹麦陈蒲远半夏，
胆星全蝎蚕琥珀，竹沥姜汁草朱砂。

消 食 剂

消食化滞剂

保和丸：

保和神曲与山楂，苓夏陈翘菔子加，

曲糊为丸麦汤下，亦可方中用麦芽。

枳实导滞丸：

枳实导滞首大黄，芩连曲术茯苓襄，

泽泻蒸饼糊丸服，湿热积滞力能攘。

木香槟榔丸：

木香槟榔青陈皮，黄柏黄连莪术齐，

大黄黑丑兼香附，泻痢后重热滞宜。

健脾消食剂

健脾丸：

健脾参术苓草陈，肉蔻香连合砂仁，

楂肉山药曲麦炒，消补兼施不伤正。

葛花解醒汤：

葛花解醒香砂仁，二苓参术蔻青陈，

神曲干姜兼泽泻，温中利湿酒伤珍。

驱 虫 剂

乌梅丸：

乌梅丸用细辛桂，人参附子椒姜继，
黄连黄柏及当归，温脏安蛔寒厥剂。

化虫丸：

化虫丸中用胡粉，鹤虱槟榔苦楝根，
少加枯矾面糊丸，专治虫病未虚人。

肥儿丸：

肥儿丸内用使君，豆蔻香连曲麦槟，
猪胆为丸热水下，虫疳食积一扫清。

涌 吐 剂

瓜蒂散：

瓜蒂散用赤豆研，豆豉煎汁送下安，
痰涎宿食填上脘，逐邪宣壅服之先。

救急稀涎散：

稀涎皂角白矾班，或益藜芦微吐间，

风中痰升人眩仆，当先服此通其关。

盐汤探吐方：

盐汤探吐金匮方，干霍乱证宜急尝，
宿食停脘气机阻，运用及时效更良。

治痈疡剂
散结消痈剂

仙方活命饮：

仙方活命金银花，防芷归陈草芍加，
贝母天花兼乳没，穿山皂刺酒煎佳，
一切痈毒能溃散，溃后忌服用勿差。

五味消毒饮：

五味消毒疗诸疗，银花野菊蒲公英，
紫花地丁天葵子，煎加酒服效非轻。

四妙勇安汤：

四妙勇安金银花，玄参甘草当归加，
清热解毒兼活血，热毒脱疽效堪夸。

犀黄丸：

犀黄丸内用麝香，乳香没药与牛黄，

乳岩横痃或瘰疬，正气未虚均可尝。

牛蒡解肌汤：

牛蒡解肌用荆夏，山栀丹皮石斛翘，
玄参薄荷共成方，头面风热疮疡消。

阳和汤：

阳和汤法解寒凝，外症虚寒色属阴，
熟地鹿胶姜炭桂，麻黄白芥草相承。

小金丹：

小金专主治阴疽，鳖麝乌龙灵乳储，
墨炭胶香归没药，阴疮流注乳癌除。

海藻玉壶汤：

海藻玉壶带昆布，青陈归芎夏贝母，
连翘独活甘草入，化痰散结瘿瘤除。

消瘰丸：

消瘰牡蛎贝玄参，消痰散结并养阴，
肝肾阴亏痰火结，临时加减细斟酌。

苇茎汤：

苇茎汤方出《千金》，桃仁薏苡冬瓜仁，
肺痈痰热兼瘀血，化浊排脓病自宁。

大黄牡丹汤：

《金匮》大黄牡丹汤，桃仁瓜子芒硝襄，

肠痈初起腹按痛，苔黄脉数服之康。

托里透脓剂

透脓散：

透脓散治毒或脓，芪归山甲皂刺苓，

程氏又加银蒡芷，更能速奏溃破功。

补虚敛疮剂

内补黄芪汤：

内补黄芪地芍冬，参苓远志加川芎，

当归甘草官桂并，力补痈疽善后功。

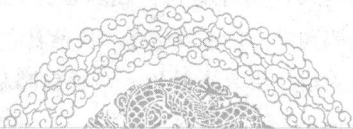

第十四章　医古文选读

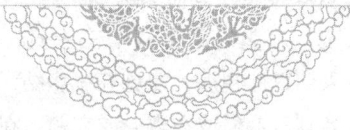

扁鹊传

原文：扁鹊者，勃海郡郑人也，姓秦氏，名越人。少時為人舍長。舍客長桑君過，扁鹊獨奇之，常謹遇之。長桑君亦知扁鹊非常人也。出入十餘年，乃呼扁鹊私坐，閒與語曰："我有禁方，年老，欲傳與公，公毋泄。"扁鹊曰："敬諾。"乃出其懷中藥予扁鹊："飲是以上池之水三十日，當知物矣。"乃悉取其禁方書盡與扁鹊。忽然不見，殆非人也。扁鹊以其言飲藥三十日，視見垣一方人。以此視病，盡見五藏癥結，特以診脉為名耳。為醫或在齊，或在趙。在趙者名扁鹊。

简体对照：扁鹊者，勃海郡郑人也，姓秦氏，名越人。少时为人舍长。舍客长桑君过，扁鹊独奇之，常谨遇之。长桑君亦知扁鹊非常人也。出入十余年，乃呼扁鹊私坐，间与语曰："我有禁方，年老，欲传与公，公毋泄。"扁鹊曰："敬诺。"乃出其怀中药予扁鹊："饮是以上池之水三十日，当知物矣。"乃悉取其禁方书尽与扁鹊。忽然不见，殆非人也。扁鹊以其言饮药三十日，视见垣一方人。以此视病，尽见五脏症结，特以诊脉为名耳。为医或在齐，或在赵。在赵者名扁鹊。

原文：其後扁鹊過虢，虢太子死。扁鹊至虢宮門下，問中庶子喜方者曰："太子何病，國中治穰過於衆事?"中庶子曰："太子病血氣不時，交錯而不得泄，暴發於外，則爲中害。精神不能止邪氣，邪氣畜積而不得泄，是以陽緩而陰急，故暴蹶而死。"扁鹊曰："其死何如時?"曰："雞鳴至今。"曰："收乎?"曰："未也，其死未能半日也。""言臣齊勃海秦越人也，家在於鄭，未嘗得望精光，侍謁於前也。聞太子不幸而死，臣能生之。"中庶子曰："先生得無誕之乎? 何以言太子可生也？臣聞上古之時，醫有俞跗，治病不以湯液醴灑、鑱石撟引、案扤毒熨，一撥見病之應，因五藏之輸，乃割皮解肌，訣脉結筋，搦髓腦，揲荒爪幕，湔浣腸胃，漱滌五藏，練精易形。先生之方能若是，則太子可生也；不能若是，而欲生之，曾不可以告咳嬰之兒！"終日，扁鵲仰天嘆曰："夫子之爲方也，若以管窺天，以郄視文。越人之爲方也，不待切脉、望色、聽聲、寫形，言病之所在。聞病之陽，論得其陰；聞病之陰，論得其陽。病應見於大表，不出千里，決者至衆，不可曲止也。子以吾言爲不誠，試入診太子，當聞其耳鳴而鼻張，循其兩股，以至於陰，當尚溫也。"中庶子聞扁鵲言，目眩然而不瞚，舌撟然而不下，乃以扁鵲言入報虢君。

简体对照：其后扁鹊过虢，虢太子死。扁鹊至虢宫门下，问中庶子喜方者曰："太子何病，国中治穰过于众事？"中庶子曰：

"太子病血气不时，交错而不得泄，暴发于外，则为中害。精神不能止邪气，邪气畜积而不得泄，是以阳缓而阴急，故暴蹶而死。"扁鹊曰："其死何如时?"曰："鸡鸣至今。"曰："收乎?"曰："未也，其死未能半日也。""言臣齐勃海秦越人也，家在于郑，未尝得望精光，侍谒于前也。闻太子不幸而死，臣能生之。"中庶子曰："先生得无诞之乎? 何以言太子可生也? 臣闻上古之时，医有俞跗，治病不以汤液醴洒、镵石挢引、案扤毒熨，一拨见病之应，因五脏之输，乃割皮解肌，诀脉结筋，搦髓脑，揲荒爪幕，湔浣肠胃，漱涤五脏，练精易形。先生之方能若是，则太子可生也; 不能若是，而欲生之，曾不可以告孩婴之儿。"终日，扁鹊仰天叹曰："夫子之为方也，若以管窥天，以郄视文。越人之为方也，不待切脉、望色、听声、写形，言病之所在。闻病之阳，论得其阴; 闻病之阴，论得其阳。病应见于大表，不出千里，决者至众，不可曲止也。子以吾言为不诚，试入诊太子，当闻其耳鸣而鼻张，循其两股，以至于阴，当尚温也。"中庶子闻扁鹊言，目眩然而不瞚，舌挢然而不下，乃以扁鹊言入报虢君。

原文：使聖人預知微，能使良醫得蚤從事，則疾可已，身可活也。人之所病，病疾多；而醫之所病，病道少。故病有六不治：驕恣不論於理，一不治也；輕身重財，二不治也；衣食不能適，三不治也；陰陽并，藏氣不定，四不治也；形羸不能服藥，五不治也；信巫不信醫，六不治也。有此一者，則重難治也。

简体对照：使圣人预知微，能使良医得早从事，则疾可已，身可活也。人之所病，病疾多；而医之所病，病道少。故病有六不治：骄恣不论于理，一不治也；轻身重财，二不治也；衣食不能适，三不治也；阴

阳并，脏气不定，四不治也；形赢不能服
药，五不治也；信巫不信医，六不治也。有
此一者，则重难治也。

　　原文：扁鹊名聞天下。過邯鄲，聞貴婦
人，即爲帶下醫；過雒陽，聞周人愛老人，
即爲耳目痹醫；來入咸陽，聞秦人愛小兒，
即爲小兒醫：隨俗爲變。秦太醫令李醯自
知伎不如扁鵲也，使人刺殺之。至今天下
言脉者，由扁鵲也。

　　简体对照：扁鹊名闻天下。过邯郸，闻
贵妇人，即为带下医；过洛阳，闻周人爱老
人，即为耳目痹医；来入咸阳，闻秦人爱小
儿，即为小儿医：随俗为变。秦太医令李酰
自知伎不如扁鹊也，使人刺杀之。至今天
下言脉者，由扁鹊也。

华佗传

　　原文：廣陵吳普、彭城樊阿皆從佗學。

普依準佗治，多所全濟。佗語普曰："人體
欲得勞動，但不當使極爾。動搖則穀氣得
消，血脉流通，病不得生，譬猶户樞不朽是
也。是以古之仙者爲導引之事，熊頸鴟顧，
引輓腰體，動諸關節，以求難老。吾有一
術，名五禽之戲：一曰虎，二曰鹿，三曰
熊，四曰猨，五曰鳥。亦以除疾，並利蹄
足，以當導引。體中不快，起作一禽之戲，
沾濡汗出，因上著粉，身體輕便，腹中欲
食。"普施行之，年九十餘，耳目聰明，齒
牙完堅。

　　简体对照：广陵吴普、彭城樊阿皆从
佗学。普依准佗治，多所全济。佗语普曰：
"人体欲得劳动，但不当使极尔。动摇则谷
气得消，血脉流通，病不得生，譬犹户枢不
朽是也。是以古之仙者为导引之事，熊颈
鸱顾，引挽腰体，动诸关节，以求难老。吾
有一术，名五禽之戏：一曰虎，二曰鹿，三
曰熊，四曰猿，五曰鸟。亦以除疾，并利蹄

足，以当导引。体中不快，起作一禽之戏，沾濡汗出，因上着粉，身体轻便，腹中欲食。"普施行之，年九十余，耳目聪明，齿牙完坚。

《汉书·艺文志》序及方技略

原文：醫經者，原人血脉、經落、骨髓、陰陽、表裏，以起百病之本，死生之分，而用度箴石湯火所施，調百藥齊和之所宜。至齊之得，猶慈石取鐵，以物相使。拙者失理，以瘉爲劇，以生爲死。

简体对照：医经者，原人血脉、经络、骨髓、阴阳、表里，以起百病之本，死生之分，而用度针石汤火所施，调百药剂和之所宜。至剂之得，犹磁石取铁，以物相使。拙者失理，以愈为剧，以生为死。

原文：經方者，本草石之寒溫，量疾病之淺深，假藥味之滋，因氣感之宜，辯五苦六辛，致水火之齐，以通闭解结，反之於平。及失其宜者，以热益热，以寒增寒，精气内伤，不见於外，是所独失也。故谚曰："有病不治，常得中医。"

简体对照：经方者，本草石之寒温，量疾病之浅深，假药味之滋，因气感之宜，辩五苦六辛，致水火之剂，以通闭解结，反之于平。及失其宜者，以热益热，以寒增寒，精气内伤，不见于外，是所独失也。故谚曰："有病不治，常得中医。"

《伤寒论》序

原文：余每览越人入虢之诊、望齐侯之色，未尝不慨然叹其才秀也。怪当今居世之士，曾不留神医药，精究方术，上以疗君亲之疾，下以救贫贱之厄，中以保身长全，以养其生。但竞逐荣势，企踵权豪，孜孜汲汲，惟名利是务，崇饰其末，忽弃其本，华其外而悴其内。皮之不存，毛将安附焉？卒然遭邪風之氣，嬰非常之疾，患及禍至，而方震栗，降志屈節，欽望巫祝，告窮歸天，束手受敗，賷百年之壽命，持至貴之重器，委付凡醫，恣其所措。咄嗟嗚呼！厥身已斃，神明消滅，變為異物，幽潛重泉，徒爲啼泣。痛夫！舉世昏迷，莫能覺悟，不惜其命，若是輕生，彼何榮勢之云哉！而進不能愛人知人，退不能愛身知己，遇災值禍，身居厄地，蒙蒙昧昧，惷若遊魂。哀乎！趨世之士，馳競浮華，不固根本，忘軀徇物，危若冰谷，至於是也。

简体对照：余每览越人入虢之诊，望齐侯之色，未尝不慨然叹其才秀也。怪当今居世之士，曾不留神医药，精究方术，上以疗君亲之疾，下以救贫贱之厄，中以保身长全，以养其生。但竞逐荣势，企踵权豪，孜孜汲汲，唯名利是务，崇饰其末，忽弃其本，华其外而悴其内，皮之不存，毛将安附焉？卒然遭邪风之气，婴非常之疾，患及祸至，而方震栗，降志屈节，钦望巫祝，告穷归天，束手受败，赍百年之寿命，持至贵之重器，委付凡医，恣其所措。咄嗟呜呼！厥身已毙，神明消灭，变为异物，幽潜重泉，徒为啼泣。痛夫！举世昏迷，莫能觉悟，不惜其命，若是轻生，彼何荣势之云哉！而进不能爱人知人，退不能爱身知己，遇灾值祸，身居厄地，蒙蒙昧昧，蠢若游魂。哀乎！趋世之士，驰竞浮华，不固根本，忘躯徇物，危若冰谷，至于是也。

原文：余宗族素多，向馀二百。建安纪年以来，犹未十稔，其死亡者，三分有二，伤寒十居其七。感往昔之沦丧，伤横夭之莫救，乃勤求古训，博采众方，撰用《素问》《九卷》《八十一难》《阴阳大论》《胎胪药录》，并平脉辨证，为《伤寒杂病论》，合十六卷。虽未能尽愈诸病，庶可以见病知源。

若能寻余所集，思过半矣。

简体对照：余宗族素多，向余二百，建安纪年以来，犹未十稔，其死亡者，三分有二，伤寒十居其七。感往昔之沦丧，伤横夭之莫救，乃勤求古训，博采众方，撰用《素问》《九卷》《八十一难》《阴阳大论》《胎胪药录》，并平脉辨证，为《伤寒杂病论》，合十六卷。虽未能尽愈诸病，庶可以见病知源。若能寻余所集，思过半矣。

《黄帝内经素问》序

原文：夫释缚脱艰，全真导气，拯黎元於仁寿，济羸劣以获安者，非三圣道，则不能致之矣。孔安国序《尚书》曰："伏羲、神农、黄帝之书，谓之三坟，言大道也。"班固《汉书·艺文志》曰："《黄帝内经》十八卷。"《素问》即其经之九卷也，兼《灵枢》九卷，迺其数焉。虽复年移代革，而授学犹存。惧非其人，而时有所隐。故第七一卷，師氏藏之，今之奉行，惟八卷爾。然而其文简，其意博，其理奥，其趣深。天地之象分，陰陽之候列，變化之由表，死生之兆彰。不謀而遐邇自同，勿約而幽明斯契。稽其言有徵，驗之事不忒。誠可謂至道之宗，奉生之始矣。

　　简体对照：夫释缚脱艰，全真导气，拯黎元于仁寿，济羸劣以获安者，非三圣道，则不能致之矣。孔安国序《尚书》曰："伏羲、神农、黄帝之书，谓之三坟，言大道也。"班固《汉书·艺文志》曰："《黄帝内经》十八卷。"《素问》即其经之九卷也，兼《灵枢》九卷，乃其数焉。虽复年移代革，而授学尤存。惧非其人，而时有所隐。故第七一卷，师氏藏之，今之奉行，惟八卷尔。然而其文简，其意博，其理奥，其趣深。天地之象分，阴阳之候列，变化之由表，死生之兆彰。不谋而遐迩自同，勿约而幽明斯契。稽其言有征，验之事不忒。诚可谓至道之宗，奉生之始矣。

原文：假若天機迅發，妙識玄通，蔵謀雖屬乎生知，標格亦資於詁訓，未嘗有行不由逕，出不由户者也。然刻意研精，探微索隱，或識契眞要，則目牛無全。故動則有成，猶鬼神幽贊，而命世奇傑，時時間出焉。則周有秦公，漢有淳於公，魏有張公、華公，皆得斯妙道者也。咸日新其用，大濟蒸人。華葉遞榮，聲實相副。蓋教之著矣，亦天之假也。

简体对照：假若天机迅发，妙识玄通。产谋虽属乎生知，标格亦资于诂训，未尝有行不由径，出不由户者也。然刻意研精，探微索隐，或识契眞要，则目牛无全。故动则有成，犹鬼神幽赞，而命世奇杰，时时间出焉。则周有秦公，汉有淳于公，魏有张公、华公，皆得斯妙道者也。咸日新其用，大济蒸人。华叶递荣，声实相副。盖教之着矣，亦天之假也。

《类经》序

原文：兩經既合，乃分爲十二類：夫人之大事，莫若死生，能葆其真，合乎天矣，故首曰攝生類。生成之道，兩儀主之，陰陽既立，三才位矣，故二曰陰陽類。人之有生，藏氣爲本，五内洞然，三垣治矣，故三曰藏象類。欲知其内，須察其外，脉色通神，吉凶判矣，故四曰脉色類。藏府治内，經絡治外，能明終始，四大安矣，故五曰經絡類。萬事萬殊，必有本末，知所先後，握其要矣，故六曰標本類。人之所賴，藥食爲天，氣味得宜，五宫強矣，故七曰氣味類。駒隙百年，誰保無恙？治之弗失，危者安矣，故八曰論治類。疾之中人，變態莫測，明能燭幽，二豎遁矣，故九曰疾病類。藥餌不及，古有針砭，九法搜玄，道超凡矣，故十曰針刺類。至若天道茫茫，運行今古，苟無窮，協惟一，推之以理，指諸掌矣，故十一曰運氣類。又若經文連屬，難以強分，或附見於別門，欲求之而不得，分條索隱，血脈貫矣，故十二曰會通類。彙分三十二卷。

簡体对照：两经既合，乃分为十二类：夫人之大事，莫若死生，能葆其真，合乎天矣，故首曰摄生类。生成之道，两仪主之，阴阳既立，三才位矣，故二曰阴阳类。人之有生，脏气为本，五内洞然，三垣治矣，故三曰藏象类。欲知其内，须察其外，脉色通神，吉凶判矣，故四曰脉色类。脏腑治内，经络治外，能明终始，四大安矣，故五曰经络类。万事万殊，必有本末，知所先后，握其要矣，故六曰标本类。人之所赖，药食为天，气味得宜，五宫强矣，故七曰气味类。驹隙百年，谁保无恙？治之弗失，危者安矣，故八曰论治类。疾之中人，变态莫测，明能烛幽，二竖遁矣，故九曰疾病类。药饵不及，古有针砭，九法搜玄，道超凡矣，故十曰针刺类。至若天道茫茫，运行今古，苞无穷，协惟一，推之以理，指诸掌矣，故十一曰运气类。又若经文连属，难以强分，或附见于别门，欲求之而不得，分条索隐，血脉贯矣，故十二曰会通类。汇分三十二卷。

大医精诚

原文：張湛曰："夫經方之難精，由來尚矣。"今病有内同而外異，亦有内異而外同，故五藏六腑之盈虚，血脉榮衛之通塞，固非耳目之所察，必先診候以審之。而寸口關尺，有浮沈絃緊之亂；俞穴流注，有高下淺深之差；肌膚筋骨，有厚薄剛柔之異。唯用心精微者，始可與言於茲矣。今以至精至微之事，求之於至麤至淺之思，其不殆哉？若盈而益之，虚而損之，通而徹之，塞而壅之，寒而冷之，熱而溫之，是重加其疾。而望其生，吾見其死矣。故醫方卜筮，藝能之難精者也，既非神授，何以得其幽微？世有愚者，讀方三年，便謂天下無病可治；及治病三年，乃知天下無方可用。故學者必須博極醫源，精勤不倦，不得道聽途說，而言醫道已了，深自誤哉！

简体对照：张湛曰："夫经方之难精，由来尚矣"。今病有内同而外异，亦有内异而外同，故五脏六腑之盈虚，血脉荣卫之通塞，固非耳目之所察，必先诊候以审之。而寸口关尺，有浮沉弦紧之乱；俞穴流注，有高下浅深之差；肌肤筋骨，有厚薄刚柔之异。唯用心精微者，始可与言于兹矣。今以至精至微之事，求之于至粗至浅之思，其不殆哉？若盈而益之，虚而损之，通而彻之，塞而壅之，寒而冷之，热而温之，是重加其疾，而望其生，吾见其死矣。故医方卜筮，艺能之难精者也，既非神授，何以得其幽微？世有愚者，读方三年，便谓天下无病可治；及治病三年，乃知天下无方可用。故学者必须博极医源，精勤不倦，不得道听途说，而言医道已了，深自误哉！

原文：凡大醫治病，必當安神定志，無欲無求，先發大慈惻隱之心，誓願普救含靈之苦。若有疾厄來求救者，不得問其貴賤貧富，長幼妍蚩，怨親善友，華夷愚智，普同一等，皆如至親之想，亦不得瞻前顧後，自慮吉凶，護惜身命。見彼苦惱，若己有之，深心悽愴，勿避嶮巇、晝夜、寒暑、飢渴、疲勞，一心赴救，無作功夫形迹之心。如此可爲蒼生大醫，反此則是含靈巨賊。

简体对照：凡大医治病，必当安神定志，无欲无求，先发大慈恻隐之心，誓愿普救含灵之苦。若有疾厄来求救者，不得问其贵贱贫富，长幼妍媸，怨亲善友，华夷愚智，普同一等，皆如至亲之想，亦不得瞻前顾后，自虑吉凶，护惜身命。见彼苦恼，若己有之，深心凄怆，勿避险巇、昼夜、寒暑、饥渴、疲劳，一心赴救，无作功夫形迹之心。如此可为苍生大医，反此则是含灵巨贼。

原文：自古名贤治病，多用生命以济危急，雖曰賤畜貴人，至於愛命，人畜一也。損彼益已，物情同患，況於人乎！夫殺生求生，去生更遠。吾今此方所以不用生命爲藥者，良由此也。其宝蟲、水蛭之屬，市有先死者，則市而用之，不在此例。只如雞卵一物，以其混沌未分，必有大段要急之處，不得已隱忍而用之。能不用者，斯爲大哲，亦所不及也。其有患瘡痍、下痢，臭穢不可瞻視，人所惡見者，但發慚愧悽憐憂恤之意，不得起一念蒂芥之心，是吾之志也。

简体对照：自古名贤治病，多用生命以济危急，虽曰贱畜贵人，至于爱命，人畜一也。损彼益已，物情同患，况于人乎！夫杀生求生，去生更远。吾今此方所以不用生命为药者，良由此也。其虻虫、水蛭之属，市有先死者，则市而用之，不在此例。只如鸡卵一物，以其混沌未分，必有大段要急之处，不得已隐忍而用之。能不用者，斯为人哲，亦所不及也。其有患疮痍、下痢，臭秽不可瞻视，人所恶见者，但发惭愧凄怜忧恤之意，不得起一念蒂芥之心，是吾之志也。

原文：夫大醫之體，欲得澄神内視，望之儼然，寬裕汪汪，不皎不昧。省病診疾，至意深心；詳察形候，纖毫勿失；處判針藥，無得參差。雖曰病宜速救，要須臨事不惑。唯當審諦覃思，不得於性命之上，率爾自逞俊快，邀射名譽，甚不仁矣！又到病家，縱綺羅滿目，勿左右顧眄，絲竹湊耳，無得似有所娛，珍羞迭薦，食如無味，醽醁兼陳，看有若無。所以爾者，夫壹人向隅，满堂不樂，而況病人苦楚，不離斯須。而醫者安然懽娱，傲然自得，兹乃人神之所共恥，至人之所不爲，斯蓋醫之本意也。

简体对照：夫大医之体，欲得澄神内视，望之俨然，宽裕汪汪，不皎不昧。省病诊疾，至意深心，详察形候，纤毫勿失，处判针药，无得参差。虽曰病宜速救，要须临事不惑。唯当审谛覃思，不得于性命之上，率尔自逞俊快，邀射名誉，甚不仁矣！又到病家，纵绮罗满目，勿左右顾眄，丝竹凑耳，无得似有所娱，珍馐迭荐，食如无味，醯醁兼陈，看有若无。所以尔者，夫一人向隅，满堂不乐，而况病人苦楚，不离斯须。而医者安然欢娱，傲然自得，兹乃人神之所共耻，至人之所不为，斯盖医之本意也。

原文：夫爲醫之法，不得多語調笑，談謔諠譁，道説是非，議論人物，衒燿聲名，訾毁諸醫，自矜己德，偶然治差一病，則昂

頭戴面，而有自許之貌，謂天下無雙，此醫
人之膏肓也。

简体对照：夫为医之法，不得多语调
笑，谈谑喧哗，道说是非，议论人物，炫耀
声名，訾毁诸医，自矜己德，偶然治瘥一
病，则昂头戴面，而有自许之貌，谓天下无
双，此医人之膏肓也。

原文：老君曰："人行陽德，人自報
之；人行陰德，鬼神報之。人行陽惡，人自
報之；人行陰惡，鬼神害之。"尋此貳途，
陰陽報施，豈誣也哉？所以醫人不得恃己
所長，專心經略財物，但作救苦之心，於冥
運道中，自感多福者耳。又不得以彼富貴，
處以珍貴之藥，令彼難求，自衒功能，諒非
忠恕之道。志存救濟，故亦曲碎論之，學者
不可恥言之鄙俚也。

简体对照：老君曰："人行阳德，人自
报之；人行阴德，鬼神报之。人行阳恶，人

自报之；人行阴恶，鬼神害之。"寻此二途，阴阳报施，岂诬也哉？所以医人不得恃已所长，专心经略财物，但作救苦之心，于冥运道中，自感多福者耳。又不得以彼富贵，处以珍贵之药，令彼难求，自炫功能，谅非忠恕之道。志存救济，故亦曲碎论之，学者不可耻言之鄙俚也。

大医习业

原文：凡欲爲大醫，必須諳《素問》《甲乙》《黃帝針經》、明堂流注、十二經脉、三部九候、五藏六腑、表裏孔穴、本草藥對、張仲景、王叔和、阮河南、范東陽、張苗、靳邵等諸部經方。又須妙解陰陽祿命，諸家相法，及灼龜五兆，《周易》六壬，并須精熟，如此乃得爲大醫。若不爾者，如無目夜遊，動致顛殞。次須熟讀此方，尋思妙理，留意鑽研，始可與言於醫道者矣。又須涉獵群書，何者？若不讀五經，不知有仁義

之道；不讀三史，不知有古今之事；不讀
諸子，睹事則不能默而識之；不讀《內
典》，則不知有慈悲喜舍之德；不讀《莊》
《老》，不能任真體運，則吉凶拘忌，觸塗
而生。至於五行休王、七耀天文，并須探
賾，若能具而學之，則於醫道無所滯礙，
盡善盡美矣。

简体对照：凡欲为大医，必须谙《素
问》《甲乙》《黄帝针经》、明堂流注、十二经
脉、三部九候、五脏六腑、表里孔穴、本草
药对、张仲景、王叔和、阮河南、范东阳、
张苗、靳邵等诸部经方。又须妙解阴阳禄
命，诸家相法，及灼龟五兆，《周易》六壬，
并须精熟，如此乃得为大医。若不尔者，如
无目夜游，动致颠殒。次须熟读此方，寻思
妙理，留意钻研，始可与言医道者矣。又
须涉猎群书，何者？若不读五经，不知有仁
义之道；不读三史，不知有古今之事；不读
诸子，睹事则不能默而识之；不读《内典》，

则不知有慈悲喜舍之德；不读《庄》《老》，不能任真体运，则吉凶拘忌，触涂而生。至于五行休旺、七耀天文，并须探赜，若能具而学之，则于医道无所滞碍，尽善尽美矣。

主要参考书目

1. 王育林，李亚军．医古文．全国高等中医药院校规划教材．第 10 版．北京：中国中医药出版社．

2. 王庆国．伤寒论选读．全国高等中医药院校规划教材．第 10 版．北京：中国中医药出版社．

3. 翟双庆，黎敬波．内经选读．全国高等中医药院校规划教材．第 10 版．北京：中国中医药出版社．

4. 范永升．金匮要略．全国高等中医药院校规划教材．第 10 版．北京：中国中医药出版社．

5. 马健．温病学．全国高等中医药院校规划教材．第 10 版．北京：中国中医药出版社.

6. 李冀，连建伟. 方剂学. 全国高等中医药院校规划教材. 第 10 版. 北京：中国中医药出版社.

7. 刘清国，胡玲. 经络腧穴学. 全国高等中医药院校规划教材. 第 9 版. 北京：中国中医药出版社.

8. 刘明军，王金贵. 小儿推拿学. 全国高等中医药院校规划教材. 第 10 版. 北京：中国中医药出版社.

9. 张缙. 针灸大全校释. 第 2 版. 北京：人民卫生出版社.